若林巴子

子どもの「逆境」を救え

ACE《エース》(小児期逆境体験)を乗り越える科学とケア

Standing Up to an Adverse World:
The Science and Care for Building Children's Resilience

WAKABAYASHI Tomoko

日本評論社

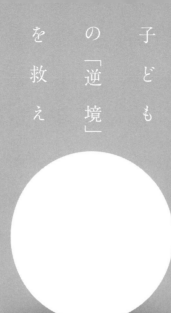

はじめに

2020年6月、新型コロナウイルスのパンデミックが世界に広がるなか、小児期逆境体験(Adverse Childhood Experience：ACE《エース》)に関する講演の依頼を受けた。依頼は日本からだった。日本はその頃、新型コロナの感染者数は1万7000人ほど、死者数は1000人を上回ろうとしているところだった。アメリカでは死者数はすでに日本の100倍以上の12万人にも上っていた。

私の住むアメリカ中西部ミシガン州では、学校も企業も3月から閉鎖が義務づけられ、再開の目処は立っていなかった。4月末には、知事のコロナ対策に反対する数百人が州都ランシングに集まった。そのうち数人は武装し、銃を持ち、州議事堂に突入した。ミシガン州では、銃やライフルを議事堂に持ち込むことはできても、デモに使ったポスターなどを持ち込むことは法律で禁止されていた。歴史のある建物を傷つけるおそれがあるためだ[1](このデモは議員たちの恐怖をあおることとなり、3年後の2023年、議員や警察関係者以外による議事堂への銃器の持ち込みは禁止された)[2]。考えられないような話だが、銃規制が緩やかなミシガン州ではこれが現実だった。この日ランシングに集まった人の多くはマスクをつけることも拒否した[3]。それは、新型コロナの感染以上に、業務停止が生死にかかわる切実な問題だったからだ。このような状況でのＡＣＥに関する講演依頼は、感慨深いものがあった。

コロナ禍は集団トラウマ（mass trauma）をもたらした。集団トラウマとは、戦争、テロ、集団事故、自然災害、パンデミックなど、多くの人に同時に影響を与える惨事で、日常生活の混乱と激化する報道、そして、親しい人を失う体験などがもたらすトラウマである。[4] 大人のみならず子どもたちの精神面にも多大な影響を及ぼし、本書のテーマであるＡＣＥと深く関連していることは言うまでもない。

コロナ禍の最中、講演のために日本に行くことは叶わず、録画を主催者に送った。講演が行われた直後、参加者から心温まるメールが届いた。「ＡＣＥのお話、とても勉強になりました。広めていこうと思いました。それは、自分がもう生きていない未来の子どもたちの幸せに必ずつながることだからです」というものであった。メールには、その方が以前保育園で働いていたこと、そこで子どものネグレクトや親の精神疾患などに直面し、子どもと親を支えることがつらくなって仕事をやめたことなどが綴られていた。「子どもの虐待は本当に深刻な問題で、根深く、成長とともに対応が難しくなりますが、保護要因もあるなど明るいお話も多く、元気が出ました」とあった。

私がＡＣＥの啓発活動を始めた理由はまさに、小児期の体験がその後の人生に大きく影響すると信じるからである。脳や身体が最も活発に発達している時期に、虐待やネグレクトなど、逆境を体験することがあってはならない。また、繊細な時期であるからこそ、子どもにはできるだけの愛情、喜び、そして希望を与えなくてはならない。

本書は、ACEと小児期のトラウマ体験の深刻さ、そして、それを乗り越えるレジリエンスの育成について、脳科学とエピジェネティクス（後成遺伝学）の知見を交え、さらに、幼児教育と保育の視点からまとめていく。

人間は社会のなかで生まれ育つ。だから、ACEとレジリエンスは、個人や家族だけの問題ではなく、社会全体の責任で取り組まねばならない。この観点から、第1章では、ACEと小児期のトラウマの事例を紹介し、ユリ・ブロンフェンブレナーによる生物生態学的システムモデル（Bioecological systems model）を使って、ACEを理解し、対応するための基盤を提案する。

第2章では、ACEの名称を初めて世に出した研究者の一人ロバート・アンダが率いるACEインターフェース[5]が推奨するNEAR（Neuroscience, Epigenetics, ACE, Resilience）科学という枠組みを紹介する。NEAR科学とは、脳科学とエピジェネティクスの知見をもとに、子どもたち、彼らを取り巻く大人、そしてコミュニティのレジリエンスを促す考え方である。

そして第3章以降では、私の長年にわたるアメリカでのNPO活動と地域活動の経験を交え、逆境を乗り越え、レジリエンスを育む取り組みについて紹介する。一言で言えば、それはトラウマセンシティブで、質の高い保育・教育である。その代表例として、全米で広く知られるハイスコープ・カリキュラムと、その基盤となったペリー就学前プロジェクトについて、エビデンスとともに紹介する。そして保護者や教育者自身もACEの受け手である可能性を踏まえ、レジリエンスを育むトラウマセンシティブな保育・教育が、トラウマを負った子どもに特有のアプローチではなく、誰にとっても普遍的に大切なUniversal Design for Learning（UDL）であることを示していく。

この本では、ACEにまつわる多くの事例を取り上げる。もし、それが読者のトリガー（トラウマが蘇るきっかけ）となるようであれば、休みながら、また、身近な人と情報を共有しながら、時間をかけて読み進めてほしい。必ず、参考になるところがあると信じている。

子どもの「逆境」を救え

目次

第1章
ACEと小児期のトラウマ

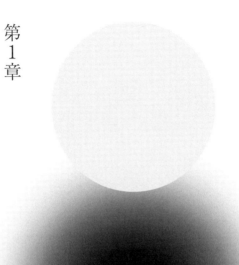

逆境体験とACE研究

私が中学生になって数ヵ月が過ぎたある朝。通学路のバス停に、私と同じ制服を着た見知らぬ女の子が母親と一緒に立っていた。時刻表を見ていた母親が、私に、学校に行くバスを尋ねてきた。それが、のちに親友となるサナエさん(仮名)と私の出会いだった。

転校生のサナエさんは私と同じクラスになった。彼女はアメリカ生まれで、日本で暮らすのは初めてだった。あるとき彼女は私にBFFという言葉を教えてくれた。Best Friends Forever。つまり、私たちは永遠の親友となるのだ。

クラスでは明るく振る舞っていたサナエさんだが、家庭環境は複雑だった。両親は日本人だったが、離婚し、サナエさんは再婚した母親と日本に来ていた。父親はかつて日本企業のアメリカ支社の経営を任されていたが、離職し、その後は日本食のレストランを経営していた。そして、サナエさんが生まれ育ったアメリカの家で、すでに新たな家庭をもっていた。

日本に戻った母親は、再婚相手と姑の世話をする毎日となった。1980年代当時、アメリカではすでに日常茶飯事だった離婚だが、日本ではまだ肩身が狭かったに違いない。サナエさんの母親は料理の上手な、モデルのように背が高く素敵な女性だった。きっと近所の人や姑にかなり気を遣っていただろう。やがて妹が生まれ、サナエさんの居場所はますますなくなった。そして、日本の母親とアメリカの父親のもとを一年ごとに行き来するようになる。「12歳の頃にはもう親はいなかったようなものだ」とサナエさんは話す。彼女はそれまでのさまざまなつらい体験を私に打ち明けてくれたが、その内容は耳を疑うものばかりであった。

母親は前夫から家庭内暴力（ドメスティック・バイオレンス：DV）を受けていた。サナエさんは母親を守ろうと父親の前に立ちはだかったと、両手を広げて見せてくれたことがある。サナエさん自身も、父親に頭を車のボンネットに打ちつけられ、気を失ったことがあるという。そして離婚する以前から、母親は頻繁にお酒を飲み、抑うつ状態になっていた。私はそうした話を聞くたびに心が痛んだ。両親が離婚し母親が再婚するまでの6ヵ月間、母親と二人だけで小さなアパートで過ごした時期が一番幸せだったという中学生のサナエさんの言葉を今でも鮮明に覚えている。

その頃の私には知る由もなかったが、虐待、ネグレクト、DV、両親の離婚、アルコール依存、うつなど、サナエさんの体験はACEに該当する。

ACEという概念は、ヴィンセント・フェリッティとロバート・アンダによって1990年代後半に行われた研究から広まった。[1] それが「ACE研究」である。18歳未満の逆境体験を、Adverse Childhood Experience、略してACEという。複数形ではACEsとなる。

ACE研究では、三つの種類からなる、10個の逆境体験が取り上げられた（1998年の論文では7個であったが、近年では10個に整理されている）。それは①虐待（身体的虐待、心理的虐待、性的虐待）、②ネグレクト（身体的ネグレクト、心理的ネグレクト）、そして③家族の機能不全（家族の精神疾患、母親への暴力、離婚などによる親の喪失、家族の服役、家族のアルコールや薬物への依存）である。

ＡＣＥ研究については第２章でくわしくみていくが、ここではＡＣＥ研究に含まれるものに限定せず、さまざまな小児期のトラウマについて考えていきたい。

児童虐待とネグレクト

児童虐待とネグレクトは、ＡＣＥの10項目のうち最初の五つを占める。厚生労働省の統計によると、日本の児童虐待相談対応件数は年々増えており、２０１７年に13万３７７８件であったものが、２０２２年は64％増の21万９１７０件（速報値）となっている。そのうち心理的虐待が60％強を占めるのはアメリカと同様である。[2] また、毎年のように50人以上の児童虐待死が報告されている。[3]

２０００年に施行された児童虐待防止法では、児童虐待を次の四つに分類している。[4]

・身体的虐待：殴る、蹴る、叩く、投げ落とす、激しく揺さぶる、やけどを負わせる、溺れさせる、首を絞める、縄などにより一室に拘束する　など

・心理的虐待：言葉による脅し、無視、きょうだい間での差別的扱い、こどもの目の前で家族に対

して暴力をふるう（ドメスティックバイオレンス：ＤＶ）、きょうだいに虐待行為を行う　など
・性的虐待：こどもへの性的行為、性的行為を見せる、性器を触る又は触らせる、ポルノグラフィの被写体にする　など
・ネグレクト：家に閉じ込める、食事を与えない、ひどく不潔にする、自動車の中に放置する、重い病気になっても病院に連れて行かない　など

四つ目のネグレクトに関し、右の定義では身体的ネグレクトが主であるが、ＡＣＥ研究では、ネグレクトを身体的ネグレクトと心理的ネグレクトの二つに分類している。

おむつをパンパンにしたまま、前日と同じ服で登園する幼児の例を耳にする。髪の毛はボサボサで、お風呂にも入らず、歯も磨いていない様子だ。これは子どもの基本的なニーズを満たさない身体的ネグレクトといえるであろう。アメリカでは、幼い子どもが一人で留守番をさせられた場合も、子どもを危険にさらしているとして、身体的ネグレクトと見なされることがある。

これに対して、心理的ネグレクトは、養育や愛情が不十分であるなど、子どもの情緒発達上のニーズを満たしていない状況を指す。

二〇年以上前になるが、私がスタンフォード大学の乳幼児言語心理学研究室に勤めていたとき、乳母に連れられて何度も実験に参加してくれた少女がいた。彼女の両親は実業家で、兄弟姉妹のそ

れぞれに乳母が一人つき、家族の海外旅行にも付き添った。その乳母がある日、「母親も父親も忙しいから、ほとんど子どもたちと接することはない」と、両親の不在を懸念したようなことを言ったのが印象に残っている。この場合、少女はまだ幼く、家庭の状況については乳母の言葉から窺い知るのみなので、ネグレクトだと言い切ることはできない。しかし、物質的には何不自由ない生活を送っている子どもが親の愛情に飢えていることは少なくない。

日本小児科学会は、ネグレクトは決して「軽い虐待」ではないとし、病院の外来や健診でも「外傷もないことが多く、誰かが気づいて通告しないと援助が始まりません」と説明する。とくに乳幼児のネグレクトは、健全な発達に必須である大切な大人との愛着関係を阻害し、のちの人格形成にも大きくかかわる。[5]

ＡＣＥ研究によると、虐待やネグレクトを含むＡＣＥは脳の発達にも影響し、学習、行動、健康等の問題と驚くほど強い相関関係にある。ＡＣＥのもとで育った人ほど、アルコール依存症、薬物乱用、自殺企図や生活習慣病の罹患などの可能性が高くなるのである。そして、ＡＣＥの影響は世代を超える。身体的虐待を受けた子どもが大人になり、自分の子どもに暴力を振るったり、反対にＤＶを受ける側に陥ったりするケースがある。また、アルコール依存症の父親をもつ子どもが、のちにアルコール依存症の人と結婚するなど、一見矛盾した状況になることがある。これも子どもの頃の体験が無意識に複雑な影響を及ぼした結果と考えられる。[6,7]

サナエさんは、その後パートナーと出会い、二人の子どもをもうけ、看護師の資格を取った。あのバス停の日以来、私たちは付き合いを続けてきたが、あるとき連絡が途絶えた。2019年に彼女の住む町で学会があり、久しぶりに時間を共にすることができた。そこで、パートナーの浮気、またDVがあったことから、思い切って別れたという話を聞いた。子どもたちに危害を加える可能性もあったため、裁判所から接近禁止命令をもらったという。まさに世代を超えたACEの影響である。私がACEに関心と情熱を抱くようになったのは、繊細な思春期に、サナエさんの経験が重くのしかかったからだと思う。

身近に存在するACE

ある日、同僚が難しい顔をして私のオフィスに入ってきた。プライベートなことだが、仕事に支障を来すおそれがあると言い、彼女の家庭の事情を話してくれた。

彼女によれば、高校の教師をしていた夫が未成年の生徒と性的な関係をもったという。夫は、その女子生徒を自分の娘に紹介し、友だちとして家に呼ぶよう仕向けた。しばらくして、娘は父親の携帯電話に保存されていた写真で、父親と友人との親密な関係を知ってしまう。母親に話すことができず、娘は父親から心理的虐待を受けることになる。のちに両親は離婚し、生徒との関係が明るみに出た夫は高校を解雇された。娘は、同じ高校に通い続けるが、父親のことは周囲に知れわたっている。苦しかったに違いない。彼女はそのときに受けた衝撃を大学に入ってからも引きずることになったという。

ACE研究の驚くべき結果の一つは、この同僚の娘やサナエさんの例のように、ACEが思いのほか身近に存在するということであった。しかし、多くのACEやトラウマはスティグマ、すなわち負の烙印となる。その結果、家族が刑務所にいる、家族が精神疾患を抱えている、家族から性的暴行を受けたといったことは、本人のせいではないにもかかわらず隠され、誰にも共有されることなく闇に葬り去られる。それは近所付き合いや友人関係、結婚などにもネガティブに作用し、ACEに対する支援が遅れる、もしくは支援がなされない結果につながる。

2011〜2014年にアメリカの23州で集められたデータによると、調査対象者の61%に一つ以上、そして25%に三つ以上のACEがあることがわかった。そのうち心理的虐待が最も多く報告されている。ACEは低所得や低学歴の家庭、人種または性的マイノリティで、貧困や差別からくるストレスを抱えやすい人たちにより多くみられる。[8] しかし、上の例からもわかるように、ACEは、親の教育レベルや社会的ステータス、貧富を問わず、外からは幸せそうに見える家庭でも起こり得る。読者のなかにも、これらのエピソードを自分と重ね合わせた人がいるのではないだろうか。または、身近な誰かの経験がACEだったことに気づいた人もいるかもしれない。ACEは決して珍しくはないのだ。

小児期のトラウマとは

ACEの講演などをした際によくある質問が、ACEと小児期のトラウマはどう違うのかというものだ。

小児期のトラウマは、少なくとも八つのタイプに分けることができる。①家庭内のトラウマ、②自然・人為的な災害、③犯罪・暴力、④難民・移民のトラウマ、⑤宗教からくるトラウマ、⑥医療経験からくるトラウマ、⑦貧困、⑧差別である[9]［図表1-1］。ACE研究の10項目は、最初の家庭内のトラウマのみに含まれる。つまり、ACE研究で扱われた逆境体験は、考えられるトラウマすべてを網羅するものではない。

ACEと小児期のトラウマはどう違うのだろうか。私は、逆境体験が18歳未満で起こった場合、そしてそれが有害なストレス(toxic stress)を誘発する可能性がある場合には、ACEと捉えるべきだと思う。これは、ACE研究の主任研究員アンダの意見でもあり、また、アメリカ疾病予防管理センター(Centers for Disease Control and Prevention：CDC)による「ACEの定義」にもそのよ

図表1-1　小児期のトラウマ

①家庭内のトラウマ：虐待、ネグレクト、DVの経験または目撃、家族の服役、家族の薬物乱用、愛する人の突然のまたは予期される喪失。ACEの項目では、親の喪失は離婚や別居のみだが、死別や移民法に基づいた家族分離もトラウマ体験といえる。

②自然·人為的な災害：地震、台風、火災、洪水などの自然災害と事故、戦争、環境災害、テロ行為などの人為的な災害。

③犯罪·暴力：強盗、銃乱射事件、ギャング関連の暴力などのコミュニティ内の犯罪や暴力。また、脅迫、喧嘩、発砲、殺傷、いじめ、生徒または職員の死を含む学校内の犯罪や暴力。

④難民·移民のトラウマ：戦争、政治的暴力、拷問、強制移住、移住や文化の違いによるストレス、強制送還のおそれなど。家族分離を余儀なくされた子どもたちは、家族もしくは自身の強制送還のおそれを伴うトラウマも抱えている。

⑤宗教からくるトラウマ：信仰や結婚の強制、または生存に必要な医療行為の拒否や、「信じない者は地獄へ落ちる」などといった心理的虐待。

⑥医療経験からくるトラウマ：痛み、けが、深刻な病気、医療処置·治療など。

⑦貧困：リソースやサポートネットワークの不足、経済的ストレス、飢えやホームレスの状況。

⑧差別：世代を超えた歴史的差別と、現在における差別。歴史的差別は、奴隷制度が現在もアメリカの黒人社会に与える影響や、ホロコーストのユダヤ人生存者に対する世代を超えた差別など。日本の場合、同和問題、在日韓国·朝鮮人への差別などが含まれる。現在における差別は、外国人や性的マイノリティに対する嫌がらせや侮辱など。アメリカでは、人種差別からくる、とくに黒人に対しての警察による過度の暴力が問題になっている。

うに言及されている。[10] 子どもは、健康的な発達の一環として、ある程度の試練を経験し、それを乗り越える強さを身につけなければならない。しかし、ストレスが継続的で、それを和らげてくれるはずの大人がいなかったり、大人自身が加害者だったりした場合、ストレスは、ＡＣＥ研究で明らかになったように、長期的な悪影響を及ぼしかねない。

以下で、いくつかの小児期のトラウマの例を具体的にみていこう。

自然災害

大震災の経験

地震、台風、火災、洪水などの自然災害は、小児期のトラウマを引き起こす。とくにそうした災害の多い日本では、自然災害のトラウマについて考えずにはいられない。

２０２４年１月１日、石川県能登半島を中心に襲ったマグニチュード7.6の大地震は最も記憶に新しい。２月８日の時点では２４１人が死亡、１２９１人が重軽傷、住家被害は４万１４７９棟と伝えられている。[11] 数字では表せない恐怖、悲しみ、不安などを現在も多くの人が背負い、また、背負い続けることになる。それは、２０１１年の東日本大震災の例にもみることができる。

２０１１年３月11日、マグニチュード9.0の大地震が東日本を襲った。地震とそれに伴う津波が福島の原発事故を引き起こした。放射能漏れが危険なレベルに達したため、住民に避難勧告が出された。2012年5月時点では16万4865人が避難した。そのうち6万2038人は福島県外に、10万2827人は福島県内に移住した。10年以上経った2023年現在でも2万6609人（県外2万558人、県内6046人、不明5人）が避難生活を続けている。[12]

東日本大震災が起こったとき、私はアメリカにいた。娘たちは、現地校で、日本の被災者のための募金活動をした。私は、まだ小学生だった娘の教室に、日本の地震について話をしにいった。その際、思いがけず涙が止まらなくなり、「どうしたの」と娘に後で聞かれたのを覚えている。それは、阪神・淡路大震災の記憶が蘇ったからだと思う。

1995年1月17日、午前5時46分、私は西宮にいた。博士論文のデータ集めのために、アメリカから戻ってきていたのだ。東京近辺で育った私にとって、地震は日常茶飯事だった。幼い頃から避難訓練を受け、震度4くらいまでの揺れは経験済みだった。しかし震災当日の朝、ものすごい音が遠くから近づいてきたかと思うと、それまで経験したことのない揺れが襲った。即座に「これは普通ではない」と感じた。揺れがおさまった後、神戸にある夫の実家に連絡を入れたが、つながらず、夫と2人で、2時間以上歩いて様子を見にいくことにした。私たちの車が夫の実家のそばに停めてあり、帰りは車で戻ればいいと考えた。

出発時、判明していた死者は10人程度だったが、あっという間に数百人になり、最終的に

6000人以上にも上った。夫の実家に向かう道中、号泣する人たち、倒れた高速道路や家屋は、テレビのニュース映像を見ているようで、非現実的に思えた。夫の実家も、その近くに住む義妹夫婦も被災していたが、幸いみな無事だった。義妹夫婦の家は一階が崩壊したが、二階に寝ていたため助かったという。

行きに通った商店街の軒先が、帰りには潰れているのを見たときは、ゾッとした。

数週間後、心配する両親に説得され、私だけ東京の実家に戻った。博士論文のデータを集めなければいけないという理由もあった。何もかもが普通で、安全な東京に戻ってしばらくは、地震の話をするたびに涙が出た。なぜ涙が込み上げてくるのか、自分でもわからなかった。ただ、話をすることで、情報と感情の整理がなされていくのを感じた。そして、整理がつくことで、少しずつ癒されていった。

二次的なトラウマにつながることも

私の経験は小児期のトラウマではなかったし、戻れる実家があったのも幸いだった。しかし、自然災害は直接的なトラウマに加えて、より長期的な二次的トラウマを誘発することも少なくない。

東日本大震災の後、福島から避難した人たちは、多くの差別やいじめに直面した。

2017年には、国連で、被災者の一人が人権侵害を訴え、日本政府に対する怒りをぶつけた。

この女性は、震災後に、夫と10歳の息子とともに福島の自宅から避難した。6年後、まだ被災地の放射能が国際的許容レベルに達していないにもかかわらず、政府は住宅支援金を打ち切った。このため経済的な理由から、多くの被災者が危険の残る福島に戻ることを余儀なくされた。このことが人権侵害だと訴えたのである。2022年、国連の「国内避難民の人権に関する特別報告者」セシリア・ヒメネス＝ダマリー氏が日本を訪れ、検証の結果、同様の結論に至った[13]。そして、避難者を区別することなく人権とニーズに基づいた支援を提供すること、放射能のレベルに関しては、日本が現在使用している年間20ミリシーベルトという基準を見直すことなどを助言した。さらに、避難を強いられた家族の多くが被災後平均6回の引っ越しをしたこと、家族がバラバラになってしまったこと、避難者の失業率（20％）がそうでない人（3％）に比べて非常に高いことについて懸念を述べ、いじめなど、自然災害から派生するさらなるトラウマを防ぐために、放射能の影響や被災者の現状について、科学的根拠やデータに基づいて公表し、スティグマをなくす教育を推進することを強く求めた[13]。

東京新聞に連載された「トンネルの先へ 少女と家族の軌跡」では、東日本大震災で福島から新潟へ避難し、いじめにあった少女の経験が綴られている。被災時に小学校1年生だった彼女が、高校生のときに書いた「自分史」には、「トラウマ」という文字がはっきりと刻まれている。

「震災の傷は癒えません。いじめの傷も癒えません。トラウマに苦しむ日々が続いています。（中略）

今でも死にたくなる時はあります。行動に移したくなる時もあります。このさきの人生もトラウマと付き合っていかなきゃいけないと考えると、もう命を絶ちたくなります。でも、助けてもらった記憶があるから、嬉しさや楽しさを知ってしまったから、もう少し生きてみようかな、とこの学校にきて、やっと考えられるようになりました」[14]

この少女は、大地震により、生まれ育った街の破壊や知人の死を目のあたりにし、住み慣れた故郷を後にした。両親は子どものことを思ってこそ避難したが、「放射能じゃん。お前汚れてるんだろ」や「放射能ってうつるんでしょ。お母さんが言ってた」などという言葉の暴力、差別を経験する。[15] 愛情ある家庭に育っていたであろう彼女の「自分史」からは、いわゆる家庭内のトラウマは感じられず、レジリエンスがしっかりと伝わってくる。しかし、自然災害とその後のいじめ、差別が、18歳未満の少女にとって逆境体験であったことは疑いない。

人為的な災害

人為的な災害には、事故、戦争、環境災害、テロなどが含まれる。

戦争孤児という逆境

戦後75年を迎えた2020年、戦争孤児である内藤博一さんの新聞記事を目にした。[16] たまたま記事のなかに、元プロ野球選手だった私の祖父（若林忠志）の名前があったため、設定してあったGoogleアラートで記事のリンクが届いたのだ。そこには、内藤さんがいた施設を祖父が訪問したことがきっかけで、彼が野球に夢中になったことのほか、家族との死別、三宮の地下道で妹と暮らし、生きるために物乞いや盗みをしたことなどが書かれていた。教会に保護され、教会の施設で暮らすことになってからも、戦争孤児ということで、いじめや差別にあったことも綴られていた。内藤さんはそれらの苦難を乗り越えて公務員になり、自分の経験、そして戦争の悲惨さを子どもたちに伝える活動をしているとあった。

厚生省の1948年の報告書によると、戦後間もなくの日本には、12万人以上の孤児がいた。そのうち戦争孤児は約4万人で、「保護者なくして独立して生活を営むもの」は約4000人、「浮浪の経験があるもの」は7000人以上であった。[17][18] 内藤さんのように逆境を克服した人もいれば、飢餓や病気や自殺などで命を落とした戦争孤児も少なくなかった。東京の板橋にあった東京市養育院（現在の東京都健康長寿医療センター）では、伝染病などで、1945年から46年の1年間だけで、3000人近くの孤児が土葬されたという記録が残っている。[19]

戦後の米軍占領下にあった日本では、米軍兵士と日本人の母親の間に生まれた「混血孤児」の問題も顕著だった。神奈川県大磯にエリザベス・サンダース・ホームを設立し、2000人の混血孤児を引き取り育てた澤田美喜さんの話を幼い頃何度か耳にした（私の祖父がサンダース・ホームの野球クラブを創り指導したそうだ）。日本に駐留中の米軍兵士だった子どもの父親のほとんどは、アメリカに戻った後連絡がつかなくなり、残された母親は、さまざまな理由から子どもを手放したのだった。孤児が学齢期になると、肌や目の色の違いなどによる差別やいじめで地域の学校に通うのが困難になることもあった。澤田さんはそんな子どもたちのために、ホームの敷地内に小学校を建てた。[20]

戦争孤児のなかには、親戚をたらい回しにされ、暴力を受けたり、食事を満足に与えてもらえなかったりした子どもが大勢いた。孤児たちにとって、保護施設に入ることが必ずしも幸せではなかったようで、逃げ出す子どもたちも多かった。

ACE研究の10項目には、孤児たちの受けた虐待（身体的虐待、心理的虐待、性的虐待）やネグレクト（身体的ネグレクト、心理的ネグレクト）が含まれるが、戦争の恐怖と無残な記憶、行き場のないホームレスの状況、貧困、「浮浪児」または「混血孤児」として受けた差別などは、そこには含まれない。しかし、明らかに、ACEと見なすべき逆境体験である。

戦争の傷跡

2020年、東京医科歯科大学の研究チームが興味深い論文を発表し[21]、ミシガン州のACE研究者の間でも話題になった。論文では、1948年以前に生まれた戦争を経験した人の日本老年学的評価研究のデータを分析したところ、ACEのない人に比べ、ACEが三つ以上あった人のほうが、認知症になる率が高かったと報告している。これは、2013年に65歳以上の1万7412人からデータをとり、2016年に追跡調査をした結果である。この数値は、社会人口統計学的特性、社会的関係、健康的な行動や健康状態を調整することで減少したが、依然として統計的に有意な差がみられたという。この研究では、ACE研究に基づいた七つの項目からなる質問票を使い、ただしもとの質問票にはない「親との死別」を加え、日本人では稀な「家族の服役」については問わなかった。戦争を目の当たりにしたこの年代の5人に1人は、若くして親を亡くしている。三つ以上のACEがあった人の55%、そして一つ以上のACEがあった人の61%が、18歳までに親と死別していた。

上記の日本老年学的評価研究のデータからは、36%の日本人に一つ以上のACEがあることがわかった[22]。これは、アメリカ人の61%に比べるとかなり低いが、世界精神保健日本調査における20歳以上の日本人の32%に比べると4ポイント高い[23]。戦争の傷跡を示す結果ではないだろうか。

コロナ禍は集団トラウマ(mass trauma)といわれているが[24]、戦後の日本は、国全体が、集団トラウマから這い出そうとする状況だった。貧困と混乱と悲しみの渦のなかで、人々は普通の生活を取り戻そうと必死だった。ACEの影響を考えるときに大切なのは、子ども本人だけではなく、その家族が置かれた状況である。ACEは個人や家族の問題でもあるが、政治、経済、そして社会のレベルからも対処が必要なのだ。

犯罪・暴力

犯罪・暴力からくるトラウマには、強盗、銃乱射事件、反社会的組織の関連するコミュニティ内の犯罪や暴力、そして、脅迫、喧嘩、発砲、殺傷、いじめ、生徒または職員の死を含む学校内の犯罪や暴力などがある。[9]

銃乱射事件

コロナ禍がようやく落ち着きかけた2021年11月30日、私の勤務するオークランド大学から数キロメートル北に位置するオックスフォード高校で銃乱射事件が発生した。生徒4人が死亡し、教師1人を含む7人が負傷した。当時15歳のイーサン・クランブリーが殺人とテロリズムを含む24の罪状で逮捕され、成人として起訴された。2年後の12月8日、クワメ・ロウ判事は、イーサンの犯罪を「計画的」とし、仮釈放なしの終身禁固刑に処した。イーサンの判決を傍聴したいという両親の要請は却下されたため、両親不在の出廷だった。[25]両親も、イーサンの精神状態を知っていたにもかかわらず、銃を買い与えたり、銃を無造作に保管していたとして、過失致死罪で起訴された。2024年2月6日には母親に有罪の評決が出され、3月5日に父親の裁判が行われる予定である。[26]

報道によれば、2018年から2022年の4年間で起きたアメリカの学校での発砲事件は144件に上る。[27] そのなかでも、加害者のみならず親まで起訴されたケースはこの事件が初めてである。また、学校区であるオックスフォード・コミュニティ・スクールもこのような事態を招く可能性を認識していたにもかかわらず対処を怠ったとして訴えられている。これは銃規制が緩やかなミシガンで初めて起こった学校での銃乱射事件であった。

この事件は、地域全体に多大なショックを与えた。オックスフォード高校のあるオークランド郡は、事件に対応した警官、事件の影響を受けた生徒、家族、教育関係者の心理カウンセリングを行った。私の大学にも、オックスフォード高校に子どもが通っている職員や、オックスフォード高校を卒業した学生などが数多く在籍していたため、カウンセリングや追悼式が行われた。事件はコロナ禍に追いうちをかける青年期のトラウマとなった。そして、オックスフォード高校を卒業しミシガン州立大学に進学した学生の何人かは、2023年2月13日に、3人の学生を死にいたらしめ5人の負傷者を出す銃撃事件に再び巻き込まれるのである。[28]

こうした事件の加害者の交友関係、生い立ちや家庭環境、両親とのかかわりなどをたどると、そこにはACEが見えてくる。もちろん、家族や交友関係を即座に非難することは、さらなるトラウマを生みかねないので避けたい。だが、オックスフォード高校の事件では、両親ともに起訴され、全米で初めて、子どもが起こした事件で保護者が有罪の評決を下されている。[26]

イーサンのケースは、心理的虐待とネグレクトにあたるのではないかと私は思う。幼い頃のイーサンを知る人々は、両親の子育てに懸念を抱いていたという。極度な放任主義で、暴力的なホラー映画を見ることも残虐なビデオゲームで遊ぶことも、幼いときから親と同じことをしていた。夜は好きな時間に自分で寝た。夜更かしをして朝起きられないと、母親が学校に病欠の電話を入れた。また、あるときは、親がわざと辛いものをイーサンに食べさせたうえで、辛い顔をしないというゲームで遊び、イーサンの反応を見て笑っていたという。[29]

イーサンが小学校低学年のときに家族はミシガンに引っ越すが、そのときの隣人は、彼が幼い頃ネグレクトにあっていたことを地方紙で話している。父親と母親は、まだ8歳か9歳だったイーサンを一人残し、遅くまで飲みに出かけていたという。幼いイーサンは親に連絡したいと、よくその隣人のところに電話を借りにきた。隣人は何度も母親に助言したが、母親は耳を貸さなかった。見かねて児童保護局にも報告したほどだったという。[30] のちにイーサンは、動物に危害を加え、鳥の頭を切り離して瓶に入れて持ち歩くという凶悪さの兆候を見せる。また、事件の一ヵ月ほど前には、唯一の友だちが引っ越してしまったり、飼っていた犬が死んでしまったりと、抑うつ的になり得る経験をする。母親は浮気をしていて、子どもに気持ちを向けていなかったとも伝えられている。[31]

イーサンの両親がＡＣＥの衝撃的な影響を知っていたら、この惨事は避けられたのであろうか。両親自身、逆境に置かれていたのであろうか。そのあたりはわからない。イーサンの精神的な危機に気づき助けることが、親も学校もできなかったことが悔やまれる。

アメリカの銃撃事件の深刻さは世界に類を見ない。２０２１年には、２万６０３１件の殺人のうち、銃を用いたものが約８割であった。[32] ２０２２年日本では８５３件の殺人のうち銃による死者は４人で、そのうち暴力団関係が半数を占めることもあり、[33] 銃を用いた犯罪は日本人には無縁に思える。もっとも２０２２年の安倍晋三元首相の銃撃は世界中に衝撃を与えた。

先ほど加害者のメンタルヘルスの問題にふれたが、もう一つメンタルヘルスと関連するのが自殺件数である。２０２２年の日本の自殺者数は２万１８８１人である。これは、人口10万人につき17・５人の割合であり、[34] ２０２１年のアメリカの４万７６４６人、人口10万人につき14・０人を上回る。[35] 銃による犯罪・暴力は稀であっても、メンタルヘルスの問題は、何かしらの形で、日本でも現れているのではないだろうか。

家族やサバイバーの困難

オックスフォード高校の事件は、さらなるＡＣＥを生み出した。最年少の犠牲者となった、当時14歳の日系人セイント・ジュリアナ花さんの姉は裁判で、妹の死の影響について次のように語っている。「涙が乾く日が来ることはもうないとわかっている。朝も昼も夜も、晴れた日も雨の日も曇りの日も、ただ毎日を何とか生き延びている。目の前から大切な人が突然奪われてしまう恐怖に駆られる……。私は彼女の結婚式でスピーチをする代わりに、彼女の葬式でスピーチをした。（ラクロスの）試合で彼女の髪を巻く代わりに、棺のなかの彼女の髪を巻いた[36]」。

また、過去に類似の事件を経験した人の話からも、こうした出来事の長期的影響が推測できる。

1999年4月20日、コロラド州にあるコロンバイン高校で銃乱射事件と爆弾テロ未遂事件が発生した。犯人は高校3年生のエリック・ハリスとディラン・クレボルド。彼らは1年以上、念入りに計画を立て、12人の生徒と1人の教師を射殺し、24人を負傷させた。首謀者の2人が最後に自殺したため、目的などの真相はわかっていない。

この事件の生存者で、現在は高校教諭のヘザー・マーチンは2019年、「小児期のトラウマの特定、予防、治療に関する下院監視委員会（House Oversight Committee）」のヒアリングで、その日の経験の長期的影響について証言した。彼女は、セラピーを受けることができたにもかかわらず、うつ病に苦しみ、薬物にも頼り、成績が低下したと話している。当時まだ高校1年生だった妹は、彼女以上に薬物依存がひどかった。大学進学後、教授にサバイバーとしての経験を理解してもらえず苦しんだという。現在は、高校教諭として、生徒たちの支えになる努力をしているが、自分のような集団トラウマでないとしても、犯罪や暴力のトラウマによって長い間苦しんでいる人はたくさんいると証言した。とくに、妹のように脳がまだ十分に発達していない子どもは、自分の体験をどう理解したらよいかわからず、苦しむことになるという。[37]また、コロンバイン高校事件の首謀者たちがいじめにあっていたという情報が出回り、被害者に非難が向けられてつらい思いをしたことも、トラウマを悪化させたと雑誌のインタビューで話している[38]（その後、いじめの話は誤報だったとされている）。同じく事件のサバイバーであるマージョリー・エリクソンも、学士を取得するのに10年かかったこと、また、多くの友人を自殺で失ったことなどを語っている。[39]

難民・移民のトラウマ

戦争や紛争、政治的暴力、拷問、強制移住や文化の違いによるストレス、強制送還のおそれなど、難民と移民のトラウマもある。記憶に新しいのが、ドナルド・トランプがアメリカ大統領に就任した翌年の２０１８年、司法長官だったジェフ・セッションズが違法な国境越えに対して実施した「ゼロ・トレランス」政策だ。これは幼い子どもを親から引き離す結果となり、大きな非難を浴びた。その非難の理由として挙げられたのが小児期のトラウマとその長期的な悪影響である。政府は家族を引き離すことで、アメリカへの違法な移住、および庇護希望の処理負担を軽減することができると踏んだが、引き離した子どもを親のもとに戻すことが困難となった。結果として４０００人近い数の、乳児から17歳までの子どもたちが親から引き離されるという惨事であった。[40]

日本でも、２０１７年に似たケースが報道されている。日本で生まれ育ったウォン・ウティナンさん（当時16歳）は、不法滞在のタイ国籍の母親とともに、各地を転々として育った。２０１１年に未就学だということが発覚し、地域の人たちの支援のもと、２０１３年に山梨県の中学校に入学する。しかし翌年、母親ともども入国管理局から国外退去を通告された。処分の取り消しを求めたものの、東京地裁はこの訴えを棄却。その判決文には、母親が退去命令に従い、ウティナンさんに養育者が見つかった場合、彼にだけは特別在留許可が降りる可能性があると記された。そのため母親だけタイに帰国することにしたのである。父親はウティナンさんが幼少の頃すでに強制退去となっていた。記事にある通り「在留許可なく日本で暮らす外国人家族の一部に対し、日本の政府もしくは裁判所が提示する家族分離という苦渋の選択肢[41]」といえるだろう。２０１６年にウティナンさん一人で控訴するが、東京高裁で棄却されたため、入国管理局に再審査を申請、２０１７年に地域の人たちや学校関係者の援助もあって特別在留許可がおりた。[42][43]

日本に滞在する難民申請者ら49家族を対象とした調査では、片親が留置場に入れられた家族と、そうでない家族の４〜17歳の子どもの心理社会的幸福度を比較すると、留置場に入っていない親の子どもたちのほうが有意に高かったと報告されている。[44] 親との別れが子どもに与える精神的影響を示しているといえよう。

移民法に基づいた家族分離は、厳密には、ACEの10項目に当てはまらない。また、この状況は、両親や親しい人から被るものではなく、政策や法律というもっと大きな力が加わっている。

宗教からくるトラウマ

宗教は、人に安らぎと平穏を与え得るものである。信心深い若者ほどレジリエンスが高いという研究すらあり、それは、宗教が、レジリエンスに必要な「安全で安定した育む関係」(SSNR、第2章でふれる)をもたらすからだといえる。しかし、宗教や信仰が、信者の行動や思考を極度にコントロールするようなものであると、信者やその家族のトラウマになる場合もある。
二〇二二年、安倍晋三元首相が暗殺されたというニュースは世界に衝撃を与えた。加害者は四一歳の元自衛官で、手製の銃で犯行に及んだ。安倍元首相が統一教会(現世界平和統一家庭連合)と関係していると信じ、恨みから殺意を抱いた。加害者は、「母親が旧統一教会にのめり込み多額の寄付をするなどして家庭生活がめちゃくちゃになった」と自白したと伝えられている。[45]
2022年12月27日、厚生労働省は「宗教の信仰等に関係する児童虐待等への対応」を取りまとめ、全国の自治体に通知した。[46]これは、宗教を重んじる家庭に育った「宗教二世」が経験する信仰や結婚の強制、または生存に必要な医療行為の拒否等から子どもを守るものである。統一教会、エホバの証人の二つのカルト集団がとくに挙げられているが、新興宗教に限らず、カトリックなどの家庭でも、「信じない者は地獄へ落ちる」といった心理的虐待は起こり得る。[47] たとえば、性的少数者（LGBTQ）の子どもが、LGBTQの存在を認めない厳格なキリスト教の家庭で育ち、自分を隠さずにはいられず、トラウマを抱えるという例もある。

「ジ・エアボーン・トクシック・イベント」というアメリカのロックバンドでフロントマンを務めるミケル・ジョレットさんの講演を聞いたことがある。彼は幼い頃に両親から引き離され、4歳までカルト教団の施設で、「皆の子」としての生活を強いられたという。[48] 彼はその後教団から脱退したが、子どもたちを連れて逃げた母親を追ってきた教団の男たちの暴力を目の当たりにする。ジョレットさんは持ち前の知性と意志で、兄のように酒とドラッグにハマることはなかったが、異性と信頼関係を築くことには苦労したと述べている。

ジョンソンらは、宗教からくるトラウマを宗教（信仰）虐待と呼び、「精神的な援助が必要な人の精神面をさらに弱体化させる」と述べている。宗教虐待の過程では、宗教組織のリーダーは自分の権力や地位を知らしめることに重点を置き、ルールに服従することを強制し、また、神よりも宗教組織に忠実でなければならないと教える。[49] 信者の子どもたちや宗教二世たちは、外部との交流や、部活動・課外活動への参加が制限され、結果、仲間はずれやいじめを被る。以前、ルールに従えなかったため、家にいられなくなった宗教二世の学生の例を耳にした。その学生は成人後、家に残してきた妹を引き取ったが、彼女は拒食症になったり薬物を乱用したりと、トラウマの後遺症と闘うことになったという。

ACEの定義の拡張

小児期に起こり得るさまざまなトラウマ体験は、しばしば重なる。たとえば地震などの自然災害は、愛する人との別れ、住む家の喪失による貧困、転居先でのいじめなど、他の種類のトラウマ体験（家庭内のトラウマ、犯罪・暴力、貧困、差別）をも誘発する可能性がある。また人為的災害でも、たとえば戦争孤児たちは、戦争の恐怖と無残な記憶だけでなく、虐待（身体的虐待、心理的虐待、性的虐待）やネグレクト（身体的ネグレクト、心理的ネグレクト）、両親との別離・死別、行く先のないホームレスの状況、貧困、いじめや差別など、さまざまなトラウマを経験している。ACE研究でも、ACEが一つあった人の87％には二つ目のACEもあることがわかっている。

2009年、世界保健機関（WHO）、公衆衛生に携わる各国（カナダ、中国、マケドニア、フィリピン、サウジアラビア、タイ等）の専門家、そしてACE研究のアンダ率いるアメリカ疾病予防管理センター（CDC）の共同で、世界レベルでACEのデータを収集・分析し、公衆衛生の改善を図るための会議が行われた。その結果をまとめた論文には、ACEはもともとの10項目に限られないと記載されている。[50] 先進国と発展途上国とでは、子どもたちの置かれている環境が異なるため、ACEの定義を拡張する必要性が提案された。そして強制結婚、コミュニティでの暴力や犯罪の目撃、いじめや他の子どもたちからの暴言・暴力、兄弟姉妹からの虐待やネグレクトを、ACEに新たに追加することが合意された。これは、ACEの基本的な概念が変わったのではなく、項目上の補足で、国や文化によって、子どもが直面する状況が異なることを考慮に入れたものである。

アメリカ国内で考えても、ACE研究の対象者は、学歴の高い中流階級の白人が中心だったため、アメリカ人の多様性を反映した研究とはいえない。ニューハンプシャー大学の研究チームは2013〜2014年、10〜17歳のアメリカ人の子ども1949人とその家族たちに電話調査を行った。そこではACEの項目に、社会経済的地位の低さ(low socioeconomic status)、同格の相手からの暴力や物質的被害(peer victimization)、仲間はずれや精神的ないじめ・拒絶(peer isolation/rejection)、コミュニティ内の暴力(community violence)の4項目を追加することとした。コミュニティ内の暴力では、武器による暴力を目撃したことがあるか、友人・家族など近しい人が殺されたことがあるか、銃撃や暴動や爆撃にさらされたことがあるか、戦地にいたことがあるかなどを尋ねた。アメリカには戦争を逃れてきた難民も多数いる。調査の結果、社会経済的地位の低さ(学歴と所得を含む)は身体的健康と、そして後の三つはメンタルヘルスと強い相関関係にあることがわかっている。[51]

繰り返しになるが、ＡＣＥ研究の10項目は、数ある小児期の逆境体験のほんの一部である。そして、ＡＣＥの衝撃を考えるとき、ＡＣＥの項目や種類ではなく、その体験が子どもにどのようなストレスと心的痛み（トラウマ）を与えたかを捉えることが最も重要である。

社会・文化的観点から見たＡＣＥ

ＡＣＥの知見を全米に広めた小児科医のナディン・バーク・ハリス医師は、ＡＣＥを公衆衛生学の観点から井戸に喩えている。[52] ある村の住民が、次々に、嘔吐や吐き気などの症状を訴えたとする。彼らに共通することは、同じ井戸水を飲んでいることだ。一人ひとりに症状を和らげる薬を処方したとしても、井戸水の問題を解決しなければ、村人の苦しみは絶えない。ハリスは、ＡＣＥ啓発活動の功績が評価され、２０１９年からみずから辞職する２０２２年まで、カリフォルニア州の初代外科医長（Surgeon General）を務めた。

これに類似する川の喩えが、アメリカの「ヘッドスタートの父」と呼ばれるエドワード・ジグラーをたたえる児童発達と政策の本のなかで紹介されている。ある日、子どもが川に流されてきた。川下にいた村人が急いでその子どもを助けるが、その後も、次から次へと、子どもが流されてくる。溺れそうになる子どもを来る日も来る日も助けていた村人たちはしまいに疲れ果ててしまう。そこで、子どもが流されてくるのを助けるのではなく、誰がどうして子どもを川に放り投げているのか、川上に原因を探りにいこうとするのである。[53]

ハリスの井戸の喩えでは、症状の隠れた原因である井戸水こそがＡＣＥである。医学的観点から、ＡＣＥに注目することで、心臓病、糖尿病、肥満、うつ病、薬物乱用、喫煙、学業不振、離職、早期死亡などのあらゆるリスクを下げることができることを示している。また川の喩えも、医学、もしくは公衆衛生学や健康科学の視点から理解することもできるが、ここでは、ヘッドスタートのように、質の高い、また、家族をも含む包括的な幼児教育を貧困家庭の子どもに提供することで、溺れそうな子どもたちを根本から救うという見方を重視したい。この場合、川で溺れそうになっている子どもたちにとって、川こそがＡＣＥやトラウマである。川上の原因を追求することは、ＡＣＥを誘発するもっと大きな力、たとえば家庭を取り巻く地域や学校の環境、さらに外側でそれを取り巻く教育政策等を指すのではないだろうか。ジグラーは、ヘッドスタートのプログラムを率いるだけでなく、アメリカ児童開発局（現Administration for Children and Families）局長やアメリカ児童局課長を１９７０年代に兼任し、全米の幼児教育政策に貢献した。[54]

私たちは、ＡＣＥやトラウマを個人の経験、また家族や親しい人が個人に与える影響と考えがちである。しかし、先の喩え話からもわかるように、ＡＣＥは社会や文化に深く根づく問題である。

小児期のトラウマのなかには、日本の社会ではあまり縁のないもの、反対に、日本に特有のトラウマもあるはずである。子どもの発達科学研究所の和久田は、日本人の場合は、家庭のＡＣＥよりも学校で被るＡＣＥのほうがより大きなインパクトをもつのではないかと述べている。[55] ＡＣＥの定義を拡張し、社会的・文化的影響も考慮に入れなければ、小児期のトラウマを根本的になくすことはできないだろう。

サナエさんも、ジョレットさんも、福島から移住した先で差別された少女も、内藤博一さんも、銃乱射事件の加害少年も、ウティナンさんも、家族とそれを取り巻く学校や宗教等の組織のみならず、国の法制度、さらには文化的・歴史的背景が、ＡＣＥを被る可能性をさらに高めることとなったのではないだろうか。

生物生態学的システムモデル

ＡＣＥを根本から防止するために必要な社会的・文化的観点を考えるとき有用なのが、「生物生態学的システムモデル（Bioecological systems model）」である。開発したのはアメリカの発達心理学者ユリ・ブロンフェンブレナー。コーネル大学の教授としてヘッドスタートの発足に力を貸し、ジグラーとともに「ヘッドスタートの父」と呼ばれた人物である。このシステム理論では、子どもの発達には、いくつかの環境システム（ミクロシステム、メゾシステム、エグゾシステム、マクロシステム）が入れ子状に直接的・間接的な影響を与えていると考える[56][57]［図表1-2］。

以下の章を読み進めるうえで、読者にはぜひ、ミクロだけではなく、マクロシステムの視点からもACEを理解してほしい。ブロンフェンブレナーは、1979年の著書[58]から2005年に88歳でこの世を去るまで、この理論を発展させ続けてきた。ここではそのポイントのみを紹介しよう。

最も内側にあるのがミクロシステムである。ミクロシステムは、家庭や学校といった子どもの身近な環境を含む。子どもたちは、身近な人との相互作用によって、学び、人間形成を遂げる。ACEと家庭内のトラウマは、その子どもが最も信頼できるはずの人と、最も気の許せるはずのミクロシステム内で生じる。学校内の犯罪・暴力のトラウマ、たとえばいじめや教師の無理解等は、ミクロシステム内での逆境体験である。

次のレベルであるメゾシステムでは、二つ以上のミクロシステムが相互作用し、子どもの発達に影響を与える。サナエさんの場合は、両親が離婚し、二つのミクロシステムで過ごすことになった。そして、文化も価値観も違う二つの家族の間を、国境を越えて行ったり来たりすることになる。ジョレットさんは家庭というミクロシステムから離され、宗教団体のミクロシステムで4歳まで過ごした。福島から移住した先で差別された少女は、母親がいじめに気づき、教師に話したが、教師は真剣に取り組んでくれなかった。その後に転校し、理解のあるサポーティブな高校を卒業すること

図表1-2 ブロンフェンブレナーの生物生態学的システムモデル

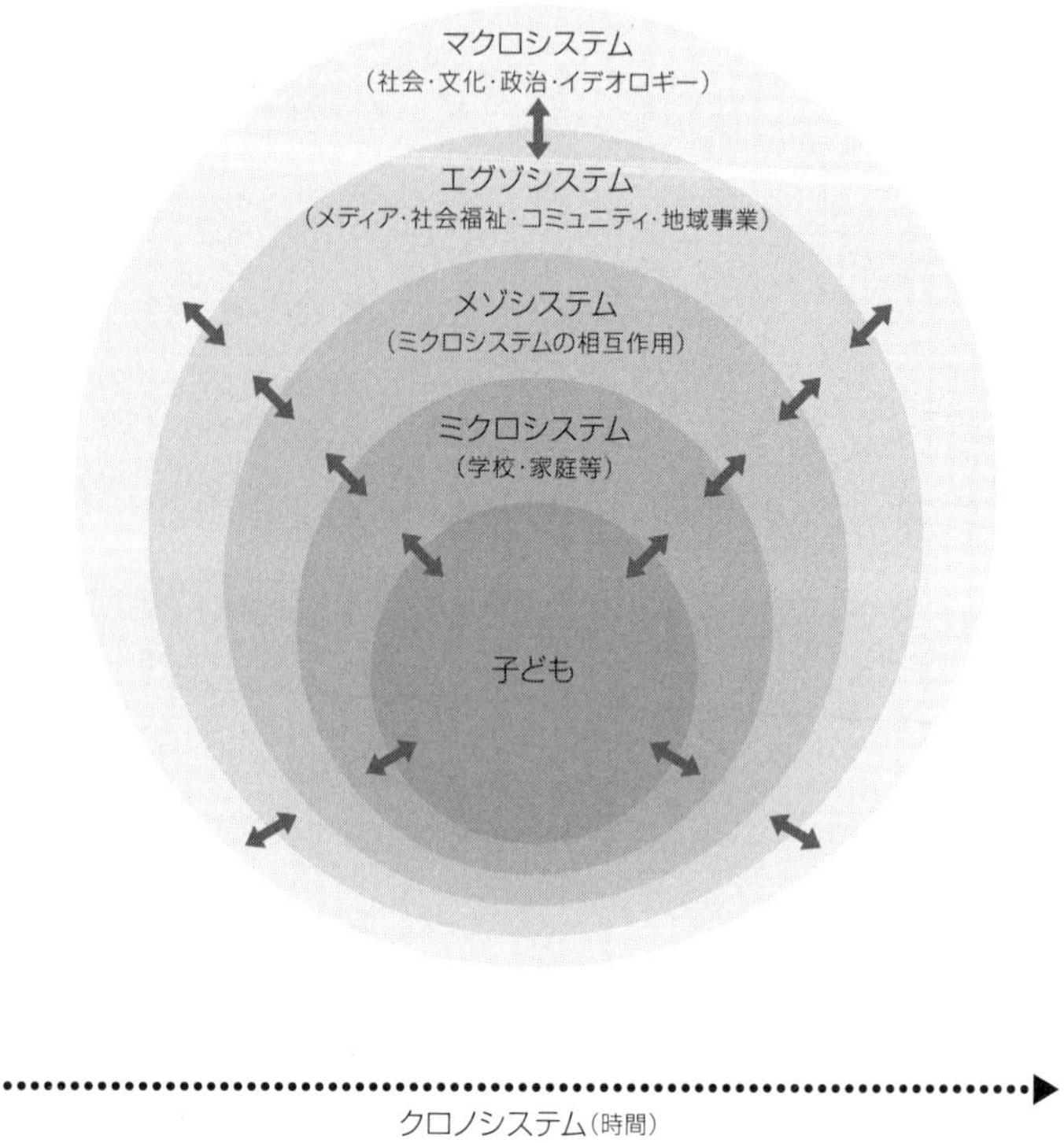

ができた。これは家庭と学校の二つのミクロシステムの相互作用である。これらの例では、メゾシステムに家庭内のトラウマ、自然・人為的災害のトラウマと宗教からくるトラウマが加わっている。

その外側のエグゾシステムも、メゾシステムと同様に、二つ以上のシステムの相互作用によって形成される。メゾシステムと異なるのは、そのシステムの一つは、親の職場など子どものミクロシステムの外部にあることである。銃乱射事件加害者のエグゾシステムについてわかっているのは、たとえば母親の浮気である。それが彼の精神状態や家族への気配りを損なった可能性がある。また、父親が銃を買い与えることが可能だったことも、エグゾシステム（家族というシステムと、ミシガン州の銃規制というシステム）といえるのではないだろうか。この例では、家庭内のトラウマのほか、犯罪・暴力のトラウマが加わっている。

最も外側にあるマクロシステムは、子どもが成長するための、より大きな社会的・政治的・歴史的文脈である。オックスフォード高校の銃撃事件には、アメリカの銃規制に対する文化的・歴史的な意識とイデオロギーが大きく影響していることは言うまでもない。また、内藤博一さんは、戦争と戦後社会という政治的・歴史的な渦に巻き込まれた。ウティナンさんは、日本の入管法制度と、法を取り巻く文化的・政治的・歴史的背景に影響を受けている。これらの例では、人為的災害のトラウマ、難民・移民のトラウマと犯罪・暴力が絡んでくる。

ブロンフェンブレナーの最新のモデルでは、5番目のシステムとして、クロノシステム、つまり、時間の経過とともに子どもの発達に影響を与える連続性と非連続性が追加されている。時間もいくつかのレベルに分かれているが、マクロなパースペクティブでいうと、たとえば、1964年の東京オリンピックは、日本の戦後発展の一つの画期となり、その前後で日本人の生活に変化が生じたと推測できる。同様に、コロナ禍を経験した年齢によって、人間形成・発達に影響が出るのではないかといわれている。この最新モデルでは、発達における生物学的プロセスの重要性が認識された。しかしブロンフェンブレナーは、生物学を人の潜在能力としてのみ捉え、その潜在能力は環境や社会的な力との相互作用により実現するか否かが決まると論じるにとどまっている。[59]

子どもを取り巻く環境がその発達に直接的・間接的に影響を与えることは、現在では当たり前のようだが、生物生態学的システムモデルが発表されたときには画期的な発想だった。それまで発達心理学では、メアリー・エインズワースの愛着（アタッチメント）形成の研究のように、コントロールされた状態をつくったうえで子どもの発達の差異を検証するものばかりであった。有名な「ストレンジ・シチュエーション法」では、実験室に幼児と保護者を招き入れ、幼児のストレスが増す状況をつくって、見知らぬ人と保護者が部屋を出入りする。その後、保護者がしばらく留守にし、戻ってきたときの幼児の反応を観察する。この結果に基づいて、愛着のパターンが「安定型」「回避型」「アンビヴァレント型」の三つに分類された。幼児と保護者は、全員、同じコントロールされた状況で実験に参加した。しかし、子どもや保護者の置かれた立場や経験、文化によって、愛着パターンの分類にはバイアスが生じることがのちにわかってきた。たとえば1980年代の研究では、日本人の幼児のほとんどが「回避型」と評価された。これは、ふだん母親と別れることがまずない日本人の幼児は、ベビーシッターに預けられることに慣れているアメリカの子どもたちと比べ、ストレンジ・シチュエーション法で受けるストレスが非常に大きく、保護者との再会場面で、あまりのストレスに慰めることが困難になってしまったためと考えられる。[60] このことは、子どもの愛着および母親との関係の発達を正確に理解するためには、ミクロからマクロまで、子どもを取り巻くさまざまな環境を考慮に入れなければならないことを示している。

40年以上経った現在では、日本でも働く母親が増え、幼児を取り巻く環境には変化がみられる。これは、クロノシステムとかかわっている。

＊

この章では、ACEと小児期のトラウマについて例を挙げて説明した。ACEの影響は必ずしも直接的ではない。執筆を進めながら自覚したことは、私自身、サナエさんのトラウマから代償的・二次的ストレスを経験していたのかもしれないということだ。アメリカ心理学会は、「トラウマを抱えた人と感情的に親密な接触を繰り返すことで［…］個人（セラピスト）自身の世界観や、世界の公正さや安全性に対する感覚に変化が生じる」と説明している。[61] これはセラピストだけではなく学校教員などにも多くみられる現象である。代償的・二次的トラウマについては第3章で再び言及する。

本章の最後に伝えておきたい。ＡＣＥがあるからといって、「人生お先真っ暗」というわけではない。ＡＣＥを踏み台に、愛情のある大人の支援によって、レジリエンスを育むことができる。[62] そのことを考える準備として、第2章では、ＡＣＥの衝撃と重大さについて、ＮＥＡＲ(Neuroscience, Epigenetics, ACE, Resilience)科学という枠組みを使い、さらに迫ってみたい。

第2章

ACEはいかに人生に影響するか
——そのメカニズムと保護要因

前章では、ACEや小児期のトラウマを被った人たちが、心的ストレスを引きずり、うつや自殺に陥ったり、ACEの世代間効果に苦しんだり、犯罪や暴力に走ったりする例をいくつか挙げた。ACEはどのようにして、成人以降も健康や行動等に影響を及ぼし続けるのであろうか。本章では、NEAR(Neuroscience, Epigenetics, ACE, Resilience)科学という枠組みを使って、この疑問に答えていく。

NEAR科学とは、ACE研究のロバート・アンダ率いるACEインターフェースが推奨するものだ。[1] N＝脳科学(Neuroscience)、E＝エピジェネティクス(Epigenetics、後成遺伝学)の知見をもとに、子どもたちと子どもたちを取り巻く大人・コミュニティのレジリエンスを促す考え方である。本章では、改めてA＝ACEと小児期のトラウマに迫り、R＝レジリエンスを培うにはどうすればよいか、レジリエンス科学が見出す保護要因についても考察したい。

脳科学(N for Neuroscience)

脳の発達

幼い頃、腹痛を訴える私に、母は「どういうふうに痛いの？ ちくちく痛むの？ ズキンズキンするの？」と尋ね、返事に困ったのを覚えている。お腹のなかの漠然とした痛みを識別し、言葉で説明することがまだできなかった。子どもは身近な人の助けを借り、またさまざまな経験を通じて、人や物や動作以外にも、痛みや感情など目に見えない感覚を理解し、表現し、対処することを覚える。それは、幼い時期の目まぐるしい脳の発達に支えられている。

私たちの脳は、乳幼児期に、1秒に100万というスピードで新しい神経回路を築く。[2] この時期にできる基盤が、その後の私たちの学習や行動、健康の行く末を左右する。私たちの脳は、出生時には、生存に必要な機能だけが備わっているが、さまざまな経験をすることで、新しい神経回路が次々にできあがる。それは、木の枝がどんどん広がっていく過程に似通っているため、「分岐(arborization)」と呼ばれている。

6歳までには、出生時とは比べものにならないほど複雑な脳が完成する。子どもが幼いときにせっかく何度も家族旅行に連れていったのに、大きくなったら何も覚えていない、と嘆く親もいる。しかし、覚えている・いないにかかわらず、そのときに感じた感動や驚きは、子どもの脳の発達、そして、のちの人間形成に見えないところで貢献することになる。残念ながら、虐待やネグレクトのように望ましくない場合でも同じである。ACEは「皮膚の下に入り込む」という。とくに親など大切な大人への愛着や周りの環境が、発達過程の脳に多大な影響を与え、その後の認知や社会性・情緒発達、そして意思決定や行動をも左右することがある。

人間の脳の発達は、小学校に上がった頃から、量から質へと変化する。つまり、神経回路は強固な接続だけを残し、使われない接続は除去されていくのである。乳幼児期にできあがる複雑なニューラルネットワークは、さまざまな経験、もしくは経験がないことによって、情報の伝達の効率を上げるために簡易化されていく。これは、小学校から思春期の14歳頃にかけて起こる「刈り込み(pruning)」と呼ばれる現象である。

私たちの脳の神経回路は、出生後に接する世界に適応しながら形成されていく。愛情いっぱいの家庭に育った子どもたちは、幸せな世界に適応すべく発達を遂げる。同様に、逆境のなかを生きる子どもたちは、そのつらく、危険な世界に適応しなくてはならない。

ここで大切なのは、危険な世界の子どもたちは「不適応」を起こしているのではないということである。幸せな世界の子どもも危険な世界の子どもも、どちらも環境に「適応」している。

複雑な思考に必要な脳の発達は20代半ばから後半まで続く。人は青年期に、後先を考えずに行動することがあるが、それは、身体は大人のようでも、意思決定を司る前頭前皮質が未発達なために起こる現象である。

周囲の理解が重要

生存すべく発達した脳が、自分の適応した世界とは違った世界に接したときに問題は起こる。

学校での例を見てみよう。つらく危険な逆境を生き抜いてきた子どもの教師に、そのような経験がなかった場合、どうなるか。第1章で、コロンバイン高校事件のサバイバーで、現在は高校教諭のヘザー・マーチンにふれた。彼女は大学進学後、教授に事件での経験を理解してもらえなかった。あるとき、学校での銃乱射事件について小論文を書く、という課題が出された。マーチンは、サバイバーであることを教授に打ち明け、この課題が自分には難しいことを主張するが、教授は取り合わなかった。課題を出さなければ評価を下げると言われ、何とか作成して提出したという。また、福島から避難した先で差別にあった少女の母親は、いじめのことを学校の教師に相談したが、「やられる方にも責任がある」と言われたという。これらは、明らかに教師の側に、ACEやトラウマの後遺症についての知識が不足している。マーチンの主張も、差別を受けた少女の母親の声も、「過剰反応」としてしか受け止めてもらえなかった。言うまでもないが、こうした「過剰反応」は、外から見た場合に過剰なのであって、本人にとっては決してそうではない。

たとえ教室が実際に平和な場所でも、逆境体験の世界から来た子どもが安全で安心だと実感するのには時間がかかるだろう。出会った先生の思いやりやクラスメートの友情を誠実なものと信じることができず、相手の意図を悪意だと受け止めたりする。危険な世界で培った自己防衛反応は、平和な学校では、規律を乱すもの、もしくは行動上の問題と見なされ、誤解されてしまう。そのような状況のなか、子どもたちは学習の困難さが増し、さらなるストレス(停学・退学など)にさらされることにもなりかねない。もっとも、規律が厳しく、いじめにあっても突き放すような学校環境では、愛情いっぱいに育った子どもでも不適応を起こすことがある。

子どもにとって、家族や教師など、身近な人との温もりのあるやりとりが、自他の感情の理解や行動の制御を可能にする脳の発達の基盤をつくる。残念ながら、虐待やネグレクト、ＤＶやいじめなど、苛烈な逆境を体験した多くの子どもたちは、見えない心の傷（トラウマ）を言葉にすることも癒す機会もなく、さらなる逆境のなかで生きることを余儀なくされてしまうのである。

トリガー

子どもたちが、些細なことで急に怒ったり、暴言を吐いたり大声で泣いたりし、驚かされたことはないだろうか。その「過剰反応」の原因、あるいはきっかけは、トリガー（引き金）である可能性が高い。

トリガーは、逆境体験や深刻なトラウマから脱出し、平和な生活に戻った子どもたちにも、またその子どもたちが大人になってからも、過去の記憶として不意に襲いかかる。身近なトリガーにふれると、あたかもトラウマ体験がその瞬間に再び起こっているかのような感覚を味わい、身体が反応する。たとえば、レイプの被害にあったある女性は、被害の直後にカモミールの石鹸でシャワーを浴びたせいで、今でもカモミールの匂いをかぐと、居ても立っても居られない気持ちになるという。彼女にとって、カモミールの匂いがトリガーなのだ。また、銃撃事件の生存者や、戦地から命からがら逃れてきた難民などにとって、たとえば独立記念日の花火の音が恐怖を蘇らせるトリガーになることもある。

このように、外から見ると、トリガーの要因や状況はわかりづらく、突拍子もない反応として捉えられ、誤解につながることが多々ある。子どもの反応が、目には見えないトリガーである可能性を常に考えることが大切である。「この子、何考えてるの？」のように批判的になるのではなく、何があったのかを感じ取り、理解を示すことが必要だ。子ども自身、自分の言動のトリガーが何だったのかわからない場合があるが、そんなときは一緒に考えるようにしたい。急に取り乱した子どもを前に、大人自身が怒ったり、冷たい態度をとるのではなく、自身の対応を意識することで、子どもの言動を「トラウマのレンズ」を通して理解できるようになる。

ストレス反応システム

「トラウマのレンズ」とは、子どもの言動に即反応するのではなく、何かしらのトラウマ体験が影響している可能性を考慮に入れて対応することである。「トラウマのレンズ」を意識するうえで知っておくとよいのが、脳のストレス反応システムである。

ストレス反応システムは、私たちが脅威にさらされたときに、とっさに身を守るため作動する体内の安全システムである。このシステムを理解することは、大人自身の自己調整やＡＣＥへの理解を促すだけではなく、子どもたちの自己調整を支援することにも役立つ。

ストレス反応システムには、脳の三つの主要な部分がかかわってくる。[3]

①脳幹：脳の下部にあり、心拍数や呼吸など、生命を維持するために必要なシステムを制御している。脳幹は、脅威を察知したとき、それにとっさに反応する準備をする。

②辺縁系：感情をコントロールする。私たちが体験していることに対する、楽しいとか腹立たしいといった感情から、危険はないかを探知し、危険があれば反応する。辺縁系には、ストレス反応で重要な役割を果たす二つの領域がある。煙探知器のように危険を知らせる扁桃体と、警報を聞き、そのメッセージを伝え、即座に対応できるよう準備をする視床下部である。本書では、辺縁系と脳幹をひとまとめに「感情の脳」と考えることにする。

③新皮質：脳のなかで最後に発達する部分で、「思考の脳」として知られている。推論、計画や問題解決、そして私たちの感情や行動を調整する役割がある。脅威に直面したとき、思考の脳は、私たちが実際に危険にさらされているかどうかを判断する。また、脅威が過ぎ去った後は脳を落ち着かせる役割を果たす。新皮質の最前部にある前頭前皮質は脳で一番最後に発達を遂げ、自己の概念、自尊心や道徳的判断等の抽象的かつ象徴的な情報のプロセスにおいて非常に重要な領域である［図表2-1］。

図表2-1　ストレス反応システムにかかわる脳の部位

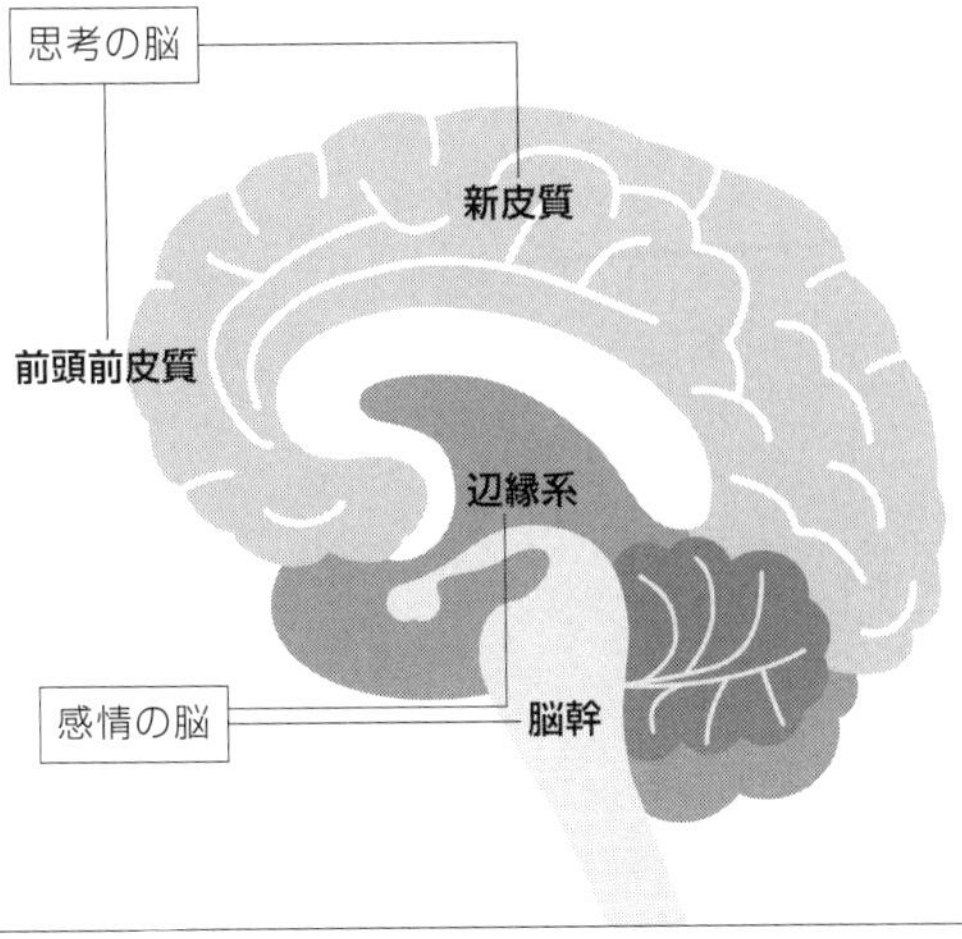

ダニエル・シーガルは、親指を手のひらの内側に入れ、握りこぶしをつくることで、このストレス反応システムにかかわる脳の部位をわかりやすく説明している。手首が脊髄だとすると、すぐ上の手のひらは脳幹、親指は辺縁系である。親指を覆う残りの指は新皮質、そして、指先から第一関節までの額に相当する部分が前頭前皮質である。[4]

ストレス反応システムが作動するためには、まず煙探知機の役目をする扁桃体が脅威を感知し、警報を鳴らす。たとえば、台所で、誰かが大きな音を立てて鍋を床に落としたとする。私たちは、何があったのかを考える前に、大声を出したり、跳び上がったりするのではないだろうか。ストレス反応システムの最初のステップはこのような、思考や意図が伴わない瞬時の反応である。これは、後でお話しするように、逆境のなかを生きている子どもと接するときに知っておくべき重要なポイントだ。彼らの言葉や行動は、意図的ではなく、多くは、自分ではコントロールのできないとっさの反応なのである。

次に、思考の脳が状況を見極める。たとえば鍋の落ちた音が、誰もいないはずの家のなかで聞こえたとする。思考の脳は、これはもしや泥棒ではないかと考え、それを確認する。泥棒だ、脅威だとわかった時点で、思考の脳は遮断され、代わりに感情の脳がアドレナリンやコルチゾールなどのストレスホルモンを放出する指示を出す。そして、戦う(Fight)か、逃げる(Flight)か、凍りつく(Freeze)か、またはシャットダウンするかという対処のために、身体にエネルギーを送る。幼い子どもの場合には、ストレスに圧倒され、フリーズ、またはシャットダウンが対処法になる場合が多い。このとき、身体の変化としては、心拍数と血圧の上昇、急速な呼吸、発汗、視野狭窄、明確な判断力の欠如などがある。

明確な判断力の欠如は、ストレスに反応している最中は、思考の脳が遮断されているからこそ起こる。もちろん、まったく思考できないわけではない。むしろ、本人は考えているつもりなので、かえって厄介だ。私がよく使う例は、腹を立てている最中に書いたメールである。自分では考えて返事をしたつもりでも、後でその内容を読み返すと、「なぜこんなことを書いてしまったのだろう」と後悔することがある。感情の脳が作動していて、思考の脳は全力を発揮していないので、支離滅裂だったり、社会的に不適切だったり、思いやりに欠けた文章になってしまうのである。気持ちがたかぶっているときは落ち着くのを待つのが得策だが、ストレスに反応している最中だと、その判断がしにくくなる。逆境のなかトラウマを負い育つ子どもたちにとって、他人は、それがたとえ先生やクラスメートでも、脅威の対象になり得る。本人の意思とは違う場所で、脳が脅威を察知し、わずかなことで、ストレス反応システムが作動してしまうことがある。

最後に、あなたが家にいることに泥棒が気づき、慌てて逃げていったとする。脅威が過ぎたと認識すると、思考の脳が戻り、車のブレーキを踏むように、落ち着きを取り戻す。

普通は、そこでストレス反応システムの任務は終わる。ストレス反応システムがあるからこそ、即座に脅威を回避する行動をとることができる。しかし、虐待やネグレクト、また学校での毎日のいじめなどは、いわば泥棒に常時脅かされ続けるような状態になる。これら日々体験するストレスは、終わりが見えない。ストレス反応システムが作動し続けた脳がどうなるか、また、その脳がまだ発達途上だった場合のリスクを考える必要が出てくるのである。

有害ストレスとトラウマ

ストレスを体験し、それに反応することは、人間の自然な姿である。子どもは、健康的な発達の一環として、ある程度の試練を経て、それを乗り越える強さを身につけなければならない。「可愛い子には旅をさせよ」という諺があるように、新しい場所でスキルを習得する挑戦は、健康な発達の重要な側面である。

ACEや小児期のトラウマがどのように子どもの発達や健康に影響を及ぼすか、ハーバード大学のションコフは、三つのタイプのストレスで説明している。努力を尽くし、頑張ることの大切さを学ぶことからくるストレスは、肯定的なストレス(positive stress)と呼ばれている。また、耐えがたく悲しい経験、たとえば親との死別なども、それを慰め、適切なサポートを与えてくれる大人がいることで、許容可能なストレス(tolerable stress)になる。[5]

他方、虐待やネグレクトやいじめなど、ストレスが継続的で、それを和らげてくれるはずの大人がいなかったり、その大人自身が加害者だったりした場合、ストレスは有害(toxic stress)になる。人間が一度に耐えられるストレス体験は約20分間だといわれている。それは、とっさに逃げたり、戦ったり、隠れたり、状況に即時対応したりするのに必要な時間である。有害ストレスになる体験は、健康的なストレス反応システムを圧倒し、脅威が過ぎ去っても、感情の脳が警報を鳴らし続ける。そのため、警報システムは過度に敏感になり、脅威ではない状況を危険であると捉えてしまう。小児期のトラウマが有害ストレスになった場合、年齢や発達段階によってさまざまな影響が生じる。[6]

幼児のトラウマへの一般的な反応は、恐怖、不安、そして危険が続くことへの心配である。睡眠・食欲の減少、親などの親しい大人から離れることが難しい、言葉を発しない、夜尿といった退行もみられる。子どもたちのストレスの原因は、遊びの様子から垣間見ることができる。幼児は、遊びを通してトラウマを再現し、何が起こったのかを自己処理しようとする傾向がある。

学齢期の子どもたちは、トラウマが自分のせいで起こったと考えてしまい、罪悪感や恥の感覚を抱くことがある。頭痛、腹痛、悪夢、睡眠障害、集中困難、怒りの爆発やひきこもりがみられることもある。突然の動き、大きな音、触られる・話しかけられるといった状況に対して過敏に反応したり、無視をしたりする場合もある。

脳がまだ活発に発達している時期の有害ストレスは、さらなる精神的・身体的ダメージを引き起こすおそれがある。脳の構築の基盤になる、幼児期の「分岐(arborization)」と児童期以降の「刈り込み(pruning)」への影響を考えると、幼い頃から絶え間なく脅威にさらされることは、常に心拍数や体温、ストレスホルモン等が上昇することで脳の健康な発達を妨げるだけではなく、脳細胞を死に至らしめることにさえなる。

慢性的な脅威のもとでは、思考の脳が常に遮断されている。思考の脳が働く機会が減るため、集中、情報の処理、新しいスキルの習得、記憶、感情の調整など学習に必要なさまざまな能力の発達が遅れやすくなる。また、生き残りに必要なスキルや情報が優先され、たとえば国語や算数に対しての習得意欲は減少してしまう[3]。

ACEがどのようにして、子どもたちの学習、行動、健康など広い分野で長期的な影響をもたらすのか、そして、家族や教師など子どもの発達の手助けをする大人がACEやトラウマの影響を知ることがなぜ大切か、ご理解いただけたのではないだろうか。

エピジェネティクス(E for Epigenetics)

「オランダの飢餓の冬」研究

エピジェネティクス(Epigenetics、後成遺伝学)は、ACEや小児期のトラウマが、世代を超えて人に与える影響を検証し、それらを乗り越える希望をくれる科学である。

エピジェネティクスが脚光を浴びるようになったきっかけは、「オランダの飢餓の冬」の継続調査である。[7]「オランダの飢餓の冬」とは、第二次世界大戦の末期に、オランダ西部を襲った5ヵ月間の悲劇である。ナチスの支配下にあったオランダの政府は、連合軍のオランダ解放活動を援助するために鉄道のストを行った。ドイツはそれに報復するため、食糧と燃料の輸送を遮断した。1944年11月にこの状況は解除されたが、例年にない厳しい冬がオランダを襲い、食糧の輸送が追いつかず、食糧不足となった。1943年12月に一日平均1800キロカロリーを摂取していた住民たちは、1944年11月から1945年4月の間、わずか400~800キロカロリーで生き延びねばならなかった。この飢饉の間に妊娠・出産した女性たちを追ったのが「オランダの飢餓の冬」研究である。

この研究で明らかとなった驚くべき事実は、母親の置かれた環境が、その後に生まれた子どもの健康に長期的に与えた影響である。また、妊娠のどの時期に飢餓を経験したかによって、子どもへの影響が異なった。妊娠初期に母親が飢餓で栄養がとれず、また精神的ストレスを受けていた場合、子どもが50歳時の追跡調査で、母親が飢餓を経験しなかった場合に比べ、冠状動脈性心疾患、脂質の増加、血液凝固の変化、肥満の割合が高いことがわかった。母親が妊娠中期に飢餓を経験した場合は、子どもが成人後、閉塞性気道疾患と微量アルブミン尿の割合が高かった。さらに、飢餓を経験したのが妊娠後期だった場合、子どもの耐糖能の低下との関連がみられた。そして、まだ胎児だった子どもは直接飢餓を経験していないにもかかわらず、遺伝子の一つに特定の化学物質が付着していることがわかった。これは遺伝子に損傷を与えたり、遺伝子自身を変化させたりするものではなく、その影響はエピジェネティクスで説明される。

エピジェネティクスとは

エピジェネティクスとは何か。私たちの遺伝子は細胞のＤＮＡに含まれていて、たくさんの情報をもち、各所に指令を送る。その指令のなかには、どの細胞がどの臓器をつくるとか、私たちが親や祖父母から継承した肌や眼の色、髪の毛の性質や背丈、目には見えない病気などの情報もある。

しかし、DNAに含まれる情報は膨大であるため、効率化が必要となる。「効率的な情報管理のためには索引や項目別の見出しのような構造化が必要」なのである。[8] その役割を果たしているのが、DNAあるいはヒストンと呼ばれるタンパク質に付着する化学物質で、染色体の構造や遺伝子発現などを調節する。エピジェネティクスとはこのような「遺伝子配列に対する付加的な情報」を指す。DNAあるいはヒストンに付着する化学物質という「付加」により、細胞が遺伝子の指示を読み込んだり、読み込まなかったりするのである。

世代を超えるトラウマ

母親のトラウマが胎児に長期的な影響を及ぼすことを示す研究は他にもある。

2001年9月11日ニューヨークで起きたハイジャック・テロ事件では、ワールドトレードセンターが破壊され2763人が命を失った。死者のなかには救助のために駆けつけた消防士と救急隊員343人、ニューヨーク市警察官23人、そして港湾局警察官37人がいた。[9] 生存者、また愛する人を失った人のなかには、妊婦も大勢いた。その後生まれた子どもたちは、「オランダの飢餓の冬」の新生児と同様、標準より小さかった。フラッシュバック、悪夢、感情の麻痺等、心的外傷後ストレス障害(PTSD)を発症した母親の子どもは、9ヵ月の時点で、異常なまでに心配性で、他人を恐れる傾向があると報告された。また、母親だけではなく子どもたちも、コルチゾールの数値が異常に低かった。これはＰＴＳＤの患者に特有の現象であり、１９３３〜１９４５年、ナチス・ドイツが約６００万人のユダヤ人を迫害・殺害したホロコーストの生き残りの子どもたちにもみられたものである[10]。

コルチゾールは、アドレナリンとともに、ストレスホルモンとして知られている。脳科学の節でも説明したが、人間の脳は、危険を察知すると、ストレスホルモンが分泌され、戦う、逃げる、隠れる、凍りつくまたはシャットダウンするなどの対処のために、身体にエネルギーを送る。心拍数と血圧の上昇、急速な呼吸、発汗、視野狭窄等の変化が起こり、危険に対処する準備が整えられる。そして、危険が去ると、身体は元に戻るのである。ストレスが継続することによって、ストレスホルモンの分泌が長時間続くと、脳の健康的な発達を阻害する可能性がある。また、免疫システムが弱まり、高血圧などの問題が起こりやすくなる。そのような状態を回避するため、実は、コルチゾールはストレスホルモンの分泌を抑える役割も果たしている。それが、ＰＴＳＤ特有の低いコルチゾールの数値と関連があるとされている[10]。

９・11の時点で胎児だった子どもたち、また、ホロコースト生存者の子どもたちのコルチゾールのレベルが異常に低かったのは、「いざ」というとき、コルチゾールがストレスホルモンを抑えるこの役割のためだと考えられている。つまり、直接トラウマを経験しなくても、次の世代の生き残りの確率を高めるため、生まれながらにトラウマに対応できるよう子どもたちの身体が準備されたのである。私たちの親や祖父母のトラウマの痕跡が、ＤＮＡや遺伝子を超えたエピジェネティクスのレベルで発達に影響している。

ストレス体験への反応は、必ずしも母親だけではなく、父親からも受け継がれる。ある研究では、雄のネズミを桜の匂いを恐れるように条件づけ(Conditioning)した。桜の匂いを嗅ぐと、ネズミは匂いがなくなるまで、恐怖で群を成すようになった。これらのネズミの子どもたちを、親から離した環境に置き、桜の匂いにさらすことなく育てた。それでも桜の匂いが環境に入ると、ネズミたちはビクビクし、桜の匂いに反応することがわかった[11]。

桜を恐れるように条件づけられなかったネズミの子どもたちが、なぜ桜を恐れたのだろう。エピジェネティクスを使って説明すると、それは生存本能の情報がネズミたちのＤＮＡに付着するからである。恐怖や危険を次世代に伝えることは、次世代を守ることになる。遺伝子が読み取り表現する情報には、本人の経験だけではなく、親の経験も影響を及ぼしたと考えられる。

もう一つ大切なことを、９・11テロやホロコースト生存者のＰＴＳＤ症状を研究しているチームが明らかにしている。それは、ＡＣＥや小児期のトラウマのためにコルチゾールが低下している人が、成人してからさらにトラウマを経験した場合、ＰＴＳＤになる確率が高くなるということである。これは、すでに抑制されたストレスホルモンが、トラウマに抵抗することを難しくしていると推測される[10]。

エピジェネティクスの理解のためにここで紹介したトラウマは、どれも集団トラウマ(mass trauma)である。戦争やテロが原因の、多くの人々が同時に経験したトラウマである。また、ACE研究のACEには含まれない、人為的トラウマである。しかしながら、ACEや他の小児期のトラウマにも当てはまる研究結果だと私は思う。

エピジェネティクスが逆境的な、トラウマを伴う人生経験の世代を超えた影響を説明できるのであれば、ポジティブな人生経験が私たちの遺伝子の読み取りに変化を与え、ACEの悪影響を克服したり、子どもの発達や健康にプラスに働く可能性もあるのではないだろうか。人と人とのつながり、親子の愛着、教師と生徒の信頼関係などによりレジリエンスを育む希望があることを、エピジェネティクスは示している。

小児期逆境体験(A for Adverse Childhood Experience:ACE)

ここで、この本の主題であるACEについて、改めてくわしく紹介しよう。

第1章で述べたように、ACEという言葉は、1990年代後半にカリフォルニア州で行われた「ACE研究」で初めて使われた。[12] それまで虐待などの個々の逆境体験の弊害は研究されていたが、ACE研究のように、あらゆる逆境体験を包括的に分析した研究は初めてであった。ACE研究によって、小児期の逆境体験がのちの人生に深い傷を残すことが実証された。

ＡＣＥ研究の始まり

カリフォルニア州サンディエゴにあるカイザー・パーマネンテの医師だったフェリッティは、１９８０年代前半、あることに気づいた。カイザー・パーマネンテは、アメリカ最大級の健康保険組織と連携した医療機関で、フェリッティは肥満外来の医師だった。そこを訪れた４００ポンド（約１８１キロ）の女性患者が、２６８ポンド（約１２２キロ）までの減量に成功したにもかかわらず、あっという間に元の体重に戻り、その後12年間、姿をくらましたのである。その患者は連絡が途絶える前に、「自分は以前、睡眠中、意識のない状態で動いたりものを食べたりすることがあり、そのせいで体重が増えたのではないか」と訴えていた。なぜ症状が再発したのかを問うと、仕事場で、年配男性から、性的挑発ともとれることを言われたと話した。あまりの過剰反応を不思議に思ったフェリッティがさらに話を聞くと、彼女は10歳頃から数年間にわたり祖父から性的虐待を受けていたこと、性的虐待が始まった頃から症状が始まったことがわかった。フェリッティはそのときのことについて、「23年間医療に携わってきて、これが二つ目の近親相姦のケースだと、そのとき無邪気に思ったのを覚えている。私はまったく理解していなかった」と述べている。[13]

フェリッティは、他にも体重がすぐ戻ってしまう患者がいることに気づいた。そして、彼女たちの肥満と、子どもの頃の性的虐待との関係性を調べてみようと考えた。肥満クリニックを訪れる患者全員に性的虐待の有無を問う調査をした結果、驚くことに、２８６人の患者の55％が子どもの頃に性的虐待を受けていたこと、また、他の虐待やネグレクト、家族の機能不全を多数経験していたことが明らかになった。フェリッティはこのとき、小児期の逆境体験が心身に与える影響の重大さに気づくのである。

肥満となっている人たちの大多数にとって、太ることは、「魅力のない身体」をつくり、過去のトラウマから無意識に自己を守る防衛反応である、そして、体重を減らすことは、かえって彼女たちの不安を誘うことになるとフェリッティは考えた。

１９９０年にジョージア州アトランタで行われたアメリカ肥満医学会でフェリッティは、彼の肥満クリニックでの調査結果を発表した。アトランタにはアメリカ疾病予防管理センター（ＣＤＣ）の本部がある。フェリッティはその学会で、ＣＤＣの高等科学研究員で、学会の主賓講演者デビット・ウィリアムソンと話をする機会に恵まれた。そしてウィリアムソンの計らいで、学会発表ではなかなか賛同してもらえなかった肥満と小児期の逆境体験との関連性について、ＣＤＣで発表することになった。フェリッティはそこで、疫学研究者で医師のアンダと運命的な出会いを果たす。

アンダは、ＣＤＣで公衆衛生に関する諸問題の原因を探る研究に従事していた。フェリッティの３００人弱の肥満クリニックのデータでは、他の研究者たちを納得させるには不十分であった。そこで、大規模なデータの分析に長けているアンダと手を組むことになった。やがてＡＣＥ研究となる共同研究は、カイザー・パーマネンテとＣＤＣの協力で実現することになったのである[13]。

ＡＣＥ研究の概要

カイザー・パーマネンテのフェリッティの勤める部門には、年間５万人ほどの患者が健康診断に訪れるため、大がかりなデータ収集に適していた。健診に来た人たちに、普段から使われている質問票（過去の健康や病気の状況、および健康行動）のほか、ＡＣＥの質問票を郵送した。第一次（１９９５〜１９９６年）と第二次（１９９７年）で合計１万７３３７人から回答があり（回答率71％）、分析の対象になった。

１９９８年に発表されたＡＣＥ研究の最初の論文では、第一次の被験者の回答のみが分析され、ＡＣＥは七つの項目に分けられた。最初の３項目は、３種類の虐待（心理的、身体的、性的）、残りの４項目は、家族の機能不全（アルコールや薬物への依存、精神疾患、母親への暴力、家族の犯罪歴）だった。翌年発表された論文以降、家族の機能不全に「離婚などによる親の喪失」が含まれ、合計８項目となった［図表2-2］。質問に「はい」と回答した項目の数がＡＣＥスコア（０〜８）になった[12]。現在、インターネット上でも簡単に見つけられる10項目のＡＣＥ調査票は、この８項目に、２種類のネグレクト（身体的、心理的）を追加したものである。

ACE研究の主な結果

ACEスコアを使い、小児期（18歳以前）の逆境体験が、のちの健康に与える影響が検証された。データが集められた1990年代後半、アメリカでの死亡に至る主な危険要因は、喫煙、肥満、運動不足、うつ、自殺企図、アルコール依存症、薬物乱用、非経口薬、虐待、生涯を通して多数の性的パートナーをもつ、性感染症の既往歴だった。また、死亡率の高い生活習慣病等は、虚血性心疾患（心臓発作または労作性胸痛のためのニトログリセリンの使用を含む）、がん、脳卒中、慢性気管支炎、肺気腫（COPD）、糖尿病、肝炎または黄疸、そして骨折（「意図しない怪我」のリスクの指標として使われた）だった。[12] これらは現在もほぼ同じである。

ACE研究では、これらの因子と疾病との関係を検証した結果、大多数がACEと相関していることがわかった。ACEスコアが高いほど、危険要因や生活習慣病のリスクが高くなったのである。研究者はこの相関をgraded relationship（段階的相関）もしくはdose-response relationship（用量反応関係）と呼んでいる。[12] たとえば、四つ以上のACEがある人は、ACEがまったくない人と比べて4～12倍の確率でアルコール依存症、薬物乱用、うつ、自殺企図などの危険要因をもっていることがわかった。また、2～4倍の確率で喫煙し、生涯を通して多数の性的パートナーをもち、性感染症の既往歴があり、健康不良だと報告された。そして、1.4～1.6倍の確率で運動が不足し、肥満であった。ACEが5個以上ある人は、まったくない人と比べ、2倍の確率で高い頻度の頭痛を訴

家族の機能不全

④アルコールや薬物への依存

a.飲酒やアルコール依存症の問題を抱える人と一緒に住んでいましたか?

b.禁止薬物を使用した人と一緒に住んでいましたか?

⑤精神疾患

a.家族等、同じ世帯にうつか、精神疾患の人はいましたか?

b.家族等、同じ世帯に自殺未遂をした人はいましたか?

⑥母親への暴力

18歳までに、あなたの母親(または継母)は——

a.時々、頻繁に、または非常に頻繁に押され、つかまれ、平手打ち、または何かを投げつけられましたか?

b.時々、頻繁に、または非常に頻繁に蹴られ、噛まれ、拳または何か硬いもので叩かれましたか?

c.少なくとも数分間繰り返し叩かれたことがありますか?

d.ナイフや銃で脅されたり、傷つけられたりしたことはありますか?

⑦家族の犯罪歴

a.同じ世帯の住人(家族等)が服役したことはありますか?

⑧離婚などによる親の喪失

a.あなたの両親は別居したり離婚したりしたことがありますか?

図表2-2 ACEの項目

各種の虐待

① 心理的虐待

18歳までに、親または同じ世帯にいる他の大人が――

a. 頻繁に、または非常に頻繁にあなたを罵ったり、侮辱したり、軽蔑するようなことを言いましたか?

b. 時々、頻繁に、または非常に頻繁に、怪我をさせられるのではないかという恐怖を与えましたか?

② 身体的虐待

18歳までに、親または同じ世帯にいる他の大人が――

a. 頻繁に、または非常に頻繁に、あなたを押したり、つかんだり、叩いたり、投げたりしましたか?

b. 頻繁に、または非常に頻繁に、あとがつく、あるいは、負傷するほどあなたを強く殴りましたか?

③ 性的虐待

18歳までに、大人または5歳以上年上の人が――

a. 性的な方法であなたに触れたり愛撫したりしましたか?

b. 性的な方法であなたにその人の身体を触らせましたか?

c. あなたと口、肛門、または膣による性交を試みましたか?

d. あなたと口、肛門、または膣による性交を実際にしましたか?

え、[14] 3～17倍の確率で向精神薬を服用していた。[15] ACEが6個以上ある人とまったくない人を比べると、平均寿命がほぼ20年も違うという結果も出ている。[16]

ここで、自殺企図とACEの関連をもう少し深く検証してみよう。ここ数年、自殺は、「意図しない怪我」に続き、アメリカの1～44歳人口では2番目に多い死因である（「意図しない怪我」には、麻薬性鎮痛薬の過剰摂取、意図的ではない中毒、自動車事故や転倒などが含まれる）。2021年には2万3900人がみずから命を絶った。とくに10～34歳の若者に多く、自殺者の67％を占める。[17] 日本でも、2022年の自殺者は2万1881人に上った。[18] 日本の人口がアメリカの40％弱と考えると深刻な数値である。ACE研究では、ACEスコアが一つ増えると、それがどの項目であっても、自殺を試みる率が2～5倍増えることがわかっている。また、たとえばACEスコアが7の場合、未成年での自殺企図率が、成人後の自殺企図率より60％高くなる。つまり、ACEがより深刻なほど、若くして自殺を選ぶのである。寄与リスク率を計算すると、自殺企図の約3分の2は、ACEや小児期のトラウマに起因することがわかった。[19]

ACE研究から20年以上経った現在でも、自殺とACEの相関の強さは、全米の典型的な被験者を対象にした縦断的研究で実証されている。この調査では、ACEスコアが3以上の場合、自殺企図率は、ACEスコアが0の場合の3倍という結果が出ている。[20] ACE研究もこの最近の調査も自殺企図のみを分析しているが、実際に自殺した人の数を考慮に入れると、ACEを理解し予防することは、尊い命を救い、また、死がもたらす悲しみや苦しみを和らげることにつながるといえる。

ACEのピラミッド

フェリッティらの1998年のACE研究論文で、ACEがいかに生涯を通じて個人の健康と発達に影響を及ぼす可能性があるかを示すために紹介されたのがACEのピラミッド［図表2-3］である。ACE研究が行われるまで、このピラミッドの上の二つの項目、すなわち「早期の死亡」「病気、障害、社会的問題」に注目が集まっていた。個人の社会的・情緒的・認知的機能が、健康上のリスクと行動（たとえば喫煙や薬物乱用、非行）に影響し、健康上のリスクとなる選択や行動が、病気や障害、社会的問題を生み、そして、早期の死につながる。

しかし、ACEのピラミッドは、ACEが個人に与える長期的な影響を描いている。歴史的トラウマやその世代間連鎖によって、ACEが誘発される可能性が増す。個人はそのACEに適応しながら、発達し、最終的に死に至る。ACEの影響は個人のレベルだけでは語れないのだ。また、負の経験をとらえるだけでは不十分である。学校や家庭といったミクロシステムのほか、子どもに間接的に影響を及ぼす環境や要素、たとえば近所付き合い、公共施設や支援サービスの提供などを理解することも大切である。そして、人に優しい社会や、弱者を支援する教育や政策がACEの予防には不可欠だ。

図表2-3　ACEのピラミッド

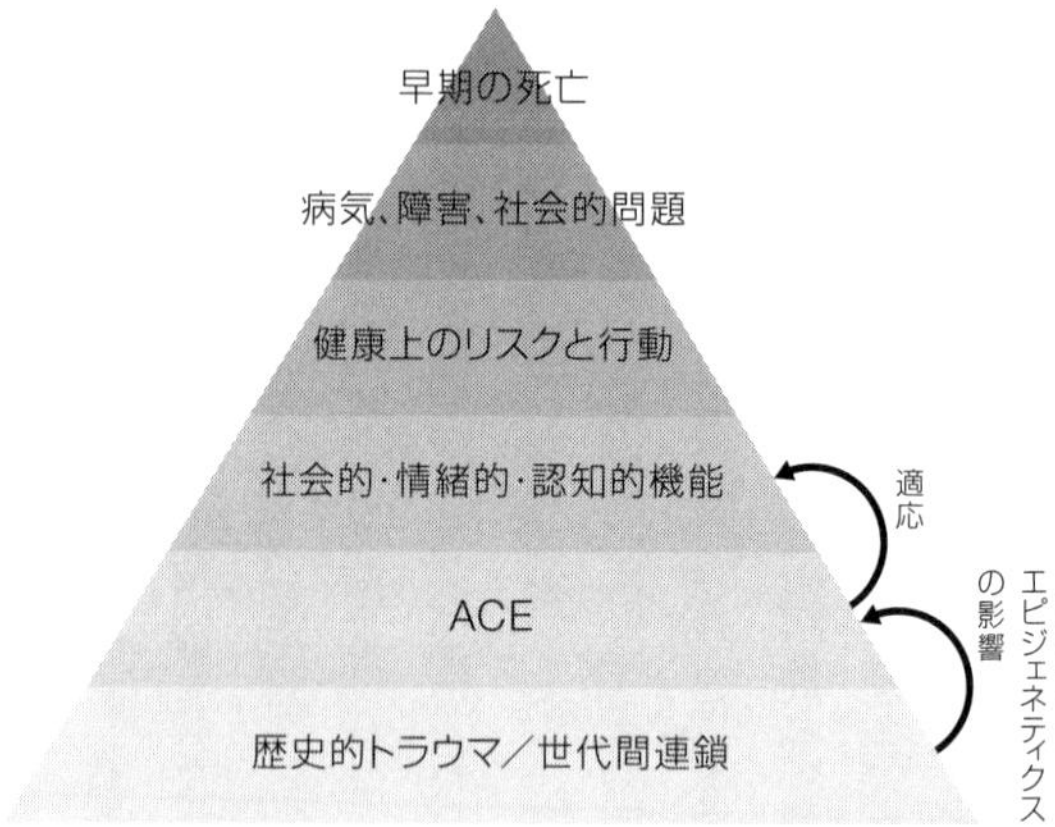

これは、ピラミッドの下の二つの項目、すなわち歴史的トラウマ／世代間連鎖とＡＣＥが、上の三つを左右することを意味する。脳の発達やエピジェネティクスを介して、ＡＣＥは歴史的トラウマや世代間連鎖からの影響を受ける。そして社会的・情緒的・認知的機能はＡＣＥへの適応の結果とみることができる。

ＡＣＥ研究、そしてＡＣＥのピラミッドは、個人や、個人に直接影響する負の環境・要因に焦点を当てがちである。ただ、幼児教育を専門とする筆者としては、ＡＣＥのピラミッドを理解するうえで、第１章で紹介した生物生態学的システムモデルを思い出してほしい。より大きな視野でＡＣＥの問題を考えるには、次に説明するレジリエンスが極めて重要な鍵となる。

レジリエンス（R for Resilience）

ＡＣＥやトラウマを被ったすべての人が、同じような行動・健康への悪影響を経験するわけではない。学校を中退し自暴自棄になる人もいれば、大学を卒業して社会人として成功している人もいる。この個人差を理解するには、脳科学とエピジェネティクスに加え、レジリエンスの視点が必要になる。

レジリエンスは、危険要因であるＡＣＥやトラウマを克服し、ポジティブな結果へと導く。その源となるのが保護要因である。保護要因とは、危険要因を取り除くことではなく、危険要因の及ぼす悪影響を減らすことができる人や環境などを意味する。

近年、ロバート・セギらによる、ポジティブな体験から生まれる健康的な成果(Health Outcomes from Positive Experience：HOPE)が注目を浴びているが、保護要因の研究の歴史はレジリエンス科学の一環として40年以上遡る。HOPEは、NEAR科学のレジリエンスの部分をさらに拡張したフレームワークといえよう。おわかりのように、HOPEの頭文字は「希望」と重なっている。ここでは、小児科学の視点から、主にACEを克服するための保護要因について論じるものである。[21]

保育・幼児教育の視点を交えて、レジリエンスを育む保護要因について紹介する。

レジリエンスを培ううえで重要な保護要因が、主に五つあることがわかっている。①正常な認知発達と自己調整システム、②物事を肯定的にみる視点、③大人と子どもの相互関係および肯定的な家族システム、④セルフケアと健康的なルーティン、最後に⑤トラウマの理解である。[22,23] これらの保護要因は、子どもの将来の健康や望ましい教育と正の相関をもつため、予測要因ともいわれている。以下でくわしくみていこう。

正常な認知発達と自己調整システム、物事を肯定的にみる視点

第1章でふれたロックバンドのフロントマン、ジョレットさんの例を思い出してほしい。[24] 彼は、

カルト教団の施設で、4歳まで「皆の子」として、両親から引き離されて育った。母親とともに教団を脱出した後は、貧困、うつ病で自己中心的な母親との関係、親しい人のアルコールや薬物への依存、死、そして暴力を目の当たりにした。父親は、彼の幼少期には服役生活を送っていたため不在だった。ACEスコアはかなり高いと考えられる。

一方で、ジョレットさんのケースからは、最初の二つの保護要因、「正常な認知発達と自己調整システム」と「物事を肯定的にみる視点」を見出すことができる。[25] 幼少期から聡明だった彼は、何度も飛び級を勧められるが、母親がそれを断った。ジョレットさんは両親と同じ間違いを犯すまいと、アルコールや薬物を避け、逆境に打ち克つようにスタンフォード大学に進み、優秀な成績で卒業することとなる。トラウマの後遺症に悩みながらも、弱みを見せることのない「スーパーチャイルド」を頑張って演じたという。自分を肯定的に評価し続けた結果だといえる。

ジョレットさんのケースをさらにみていくと、そこには親しい大人とのかかわりもあったことがわかる。4歳まで施設で生活していたときも、実父の二人目の妻となるボニーが彼の世話をし、可愛がってくれた。また、抑うつ気味の母親の子育てはポジティブなものとはいえなかったが、祖父母や、母親の二人目の夫は彼を大切にした。のちに一緒に住むことになる実父とボニーも彼の支えとなった。

より肯定的な子育てを乳幼児期に経験するほど、実行機能が高まり、自己調整がうまく働くようになる[26]。また、母親の肯定的な子育て能力への感情・評価が、子どもの11歳時点でのレジリエンスの予測要因だという研究結果もある[27]。母親の存在はもちろん、母親の愛情を補い、子どもの発達を導く大人がいることが、レジリエンスを養ううえで大切だといえよう。

実行機能は、マインドフルネスなど、いくつかのアプローチで改善されることがわかっている[28]。ジョレットさんが高校時代に所属した陸上部の活動なども、人と人とのかかわりを強化し、実行機能と肯定的な視点を培うのにプラスになったのではないだろうか。

芸術にのめり込むきっかけについてジョレットさんは、音楽は言葉にできないトラウマを表現することを可能にし、癒してくれると語っている。メンタルヘルスのニーズに対応するセラピーとして、音楽や劇、ダンスなどを使った創造的芸術療法がある[29]。ただしジョレットさんは、「芸術はトラウマを助けるが、トラウマは必ずしも芸術を助けない」と述べている[30]。

大人と子どもの相互関係および肯定的な家族システム

三つ目の保護要因「大人と子どもの相互関係および肯定的な家族システム」の重要性は言うまでもない。ある研究では、両親のうち少なくとも一人を「とても思いやりがある」と評価した中年期の参加者は、「両親のいずれもそうではなかった」と評価した参加者より、レジリエンスの数値が有意に高かった（61・5％対20％）[31]。

アメリカ社会政策研究センター(Center for the Study of Social Policy)の「家族強化のためのフレームワーク(Strengthening Families Framework)」では、家族は子どもの発達を促す最も大切な、また直接的な環境であるとして、五つの保護要因を提案している。アメリカでは、この「家族強化のためのフレームワーク」が、幼児教育から児童福祉領域まで幅広く取り入れられている。

また、子どもの健全な発達の糧となる、家族強化の保護要因の有無を測定したり、家族に必要なサービスを特定するための評価ツールとしてProtective Factors Surveysがある。[32] 家族強化の保護要因には以下がある。

・親のレジリエンス。親が逆境やトラウマや困難に直面したときに、ストレスにうまく対応できる能力をもっていること。
・社会とのつながりとポジティブな人間関係。情報の共有および精神的な支えを可能にする。
・子育てと子どもの発達に関する知識。身体的・認知的・言語的・社会的・感情的な発達をサポートする子育てのノウハウ。
・困ったときの具体的な支援サービスへのアクセス。アクセスするか、もしくはアクセスできるかどうかは、大人の認知、計画性や実行機能にも左右されるが、人とかかわることで人に助けられることもある。サービスを受けることで、ストレスなどを最小限に抑えることができる。

・子どもの社会性や情緒の発達。子どもが、自分の感情を認識して調整し、人間関係を構築・維持する能力を身につけることは、大人になってから、上記四つの保護要因をもつことにつながる。大人と子どもの温もりのあるサポーティブな相互作用が、子どもの社会性や情緒の発達を促す。[33]

アメリカ疾病予防管理センター（CDC）でも、児童虐待やネグレクトの防止対策として、家族、あるいは家族を超えた大人と子どもの相互関係を重視している。「安全で安定した育む関係（Safe, Stable, and Nurturing Relationships: SSNR）」は、すべての子どもがその能力を発揮するために不可欠な状態であるという。安全性（Safe）は、「社会的・物理的および職場環境において、個人が脅威から解放され、身体的・心理的な危害から安全であると思える環境・状況」を指す。安定性（Stable）は、「人間関係や社会的・感情的・物理的環境において、予測可能で一貫している度合い」をいう。そして育む関係（Nurturing Relationships）は、「親や子どもが、そのニーズに敏感に反応し、一貫してそれを満たすことのできる個人と接する度合い」である。[34] これは子どもとかかわるあらゆる大人と子どもとの関係、たとえば保育者や教育者、祖父母や親戚との関係も含む。

幼い頃に虐待などの逆境下で育った親の子どもは、同じような逆境を経験する率が高くなることが知られている。世代間連鎖である。メタ分析の結果から、SSNRは、虐待を持続させる危険要因から子どもを保護し、世代間連鎖を崩す効果があるという報告もある。[35] 家庭が子どもにとって、安全で安心できる場であるべきことは言うまでもない。同様に、学校がそうした環境を築くことは、子どもたちの健康的な発達を支援する学校の責任である。家庭が子どもにとって危険な環境である場合、学校はそれを見逃してはならないし、学校が子どもに害を与える環境であれば、家庭はそれを指摘する権利と義務がある。

セルフケアと健康的なルーティン

四つ目の保護要因は、「セルフケアと健康的なルーティン」である。ACEを全米に広めたハリスは、レジリエンスを高める要素として、大人と子どもの相互関係のほか、睡眠、栄養、運動の習慣とメンタルヘルスを挙げている。身体の健康は精神の健康と相関していると考えるのだ。そして、これらを改善するには、毎日のルーティン（習慣、日課）が必要だという。[36]

ACEが多くある人ほど、睡眠、栄養、運動等のルーティンをもたないことが多い。また、ルーティンに沿って睡眠や栄養をとり活発に活動していても、多くのACEがある人は、そうでない人よりも、メンタルヘルスの問題で仕事を休む割合が高い。[37] ルーティンを維持するためには計画性、時間の管理、明確なコミュニケーションなど、認知発達と自己調整のスキルが必要であり、逆境、貧困、住居の不安定さを抱える家庭ではそれは希少である。[38] また、親のうつ病も、家庭でのルーティンの少なさと関連することが判明している。[39] うつ病の母親は、子どもとの愛着を育むことが困難になり、子どもに対する反応が鈍く、また懲罰的になる傾向がある。日常生活において就寝や昼寝、食事の時間といった一貫したルーティンを構築することができず、子どもの認知的・社会的・感情的な発達を阻害する可能性が高くなる。さらに、母親自身に多くのＡＣＥがあると、みずからのストレス反応の調整に苦労したり、対処法を子どもに教えることが難しくなったりする。[40]

ルーティンを確立することは、脳が発達途上の幼少期にはとくに大切である。それは、幼少期の習慣は大人になってからも持続するためである。

一貫したルーティンは、家庭や学校が安全で安定していると子どもが感じられる場をつくるうえでも不可欠である。そうした環境すなわちＳＳＮＲは、認知発達や自己調整システム、肯定的な大人との関係、情緒発達等を保護要因として引き出し、有害ストレスから子どもを守る。食事や就寝の時間、メディアの使用等を習慣化し、大人と子どもが一緒にそれを守ることで、健全な発達を支援することができる。

子どもが一日の半分以上を過ごす学校も、ルーティンを教える大切な場である。いつものルーティンから外れる場合には、事前に子どもたちに知らせ、心の準備を促すことで、ＡＣＥやトラウマのもとにある子どもたちがルーティンのある生活に慣れ、自己調整を習得することにつながる。

そして、保護者や子どもたちのみならず、保育者や幼児教育者もセルフケアを学ぶことが大切である。子どもに携わる仕事をする者は、子どもや家族を援助しようとするあまり、気づかないうちに、みずからもトラウマを二次的に経験する（二次的外傷性ストレス、Secondary Traumatic Stress）ことがある。「セルフケアはセルフィッシュ（わがまま）ではない」と、私たちはトレーニングで必ず話すようにしている。毎日のストレスから心を解放することは、最終的には子どもや周りの人のためになるのだ。

トラウマの理解

最後の保護要因は、トラウマの理解である。第1章でもふれたが、ACEやトラウマを被った子どもは、自分の経験を自発的に話すことはほとんどなく、幼いほど、漠然とした感覚的体験になってしまう。よって、逆境体験と自分の身体・健康・行動・情緒の因果関係を認識していないことが多い[41]。

自分でも理由がわからず、むしゃくしゃし、問題行動に走ったり、自尊心が低下し、自傷行為をしたり自殺願望を抱く場合もある。言葉に表すことが難しい幼い子どもの場合はとくに、行動は何かを伝えようとするサインである。咎めるのではなく、家庭と連携して、そのサインを真剣に理解しようとすることが大切だ。

そのためには、子どもと接する機会のある大人全員がACEやトラウマのトレーニングを受け、トラウマセンシティブでレジリエンスインフォームドな教育現場をつくっていくことが必要である。

トラウマセンシティブとは、ＡＣＥやトラウマを抱えている可能性を念頭に子どもたちと接し支援すること、レジリエンスインフォームドとは、レジリエンスを育む保護要因を理解し、意識して取り組むことを指す。

これは、個々の教員のみならず、園や学校の管理職、事務・給食・清掃の職員、スクールバスの運転手なども含む。周囲の大人全体がトラウマ体験の意味を知りかかわることで、子どもたちはＡＣＥやトラウマの理解を深めることができる。

トラウマセンシティブでレジリエンスインフォームドな教育は、「安全で安定した育む関係」につながり、子どもたちが逆境を乗り越える肯定的な体験をすることにつながる。保育者・教育者の役割は、ＡＣＥやトラウマを体験した子どもに特別な介入をすることではない。子どもたち全員に分け隔てなくそのような対応をすることで、隠れたトラウマをもつ子どもにもポジティブな影響を与えることになるのである。

もちろん、メンタルヘルスの専門家に相談することも大切である。ＡＣＥやトラウマの弊害を減らすための、子どもと親の心理療法やトラウマに焦点を当てた認知行動療法など、いくつか効果的な心理療法やアプローチがある。[42][43][44] アメリカでは日常的な臨床心理士やセラピストへの相談も、日本ではまだ偏見をもたれることが多い。アメリカで、日本人の臨床心理士と話す機会があったが、「新患の受け入れの際の問診票で、メンタルヘルスの問題を抱えたことのある血縁者について聞く質問があるが、みな『いない』と答えるので、聞くのをやめた」と言っていた。コロナ禍を経てさまざまな困難が新たに生じるなか、日本でも、メンタルヘルスが身体の健康と同じくらい大切にされることを願う。

第3章

レジリエンスを育む
――質の高い幼児教育とは

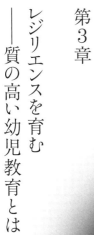

前章では、ＡＣＥや小児期のトラウマが人の脳や身体の発達に与える影響について考えた。質の高い幼児教育が、逆境のなかで育つ子どもたちの人生の軌道を変え、学業や社会人としての成功を促すことは、過去60年の研究で実証されている。[1] そして、逆境を跳ね返すレジリエンスは、生来の能力、遺伝、気質にとどまらず、習得し得る知識、技能、過去の経験、社会的支援、文化的・社会的資源などが複雑に絡み合って育まれるものである。[2] 第1章で紹介した生物生態学的システムモデルでも説明されるように、トラウマもレジリエンスも、家庭や幼児教育など、個人を取り巻くあらゆるレベルの環境が、子どもの発達に直接・間接に影響を与えている。

この章では、私が活動するミシガン州ポンティアックの子どもたちの状況にふれた後、アメリカの質の高い幼児教育・保育とレジリエンスの予測要因との関係を検証し、トラウマセンシティブでレジリエンスを育む教育を導入することの必要性を示したい。

ポンティアックの子どもの環境

２０１６年、私はミシガン州イプシランティにあるハイスコープ教育研究財団（HighScope Educational Research Foundation）を退職し、ミシガン州立大学の一つであるオークランド大学の教員となった。ハイスコープ教育研究財団は、第４章でくわしく説明するペリー就学前プロジェクトで知られる。私は長年にわたり、貧困家庭の子どもたちのよりよい人生の足場づくりのため、質の高い幼児教育、そして子育て支援の活動に従事してきていた。その過程で何度かＡＣＥという言葉を耳にしたが、深く追求することはなかった。

ＡＣＥに取り組むきっかけは、オークランド大学とミシガン州ポンティアックの協力のもとつくられた幼児教育グループＯＵＰＩＥＣＥ（Oakland University-Pontiac Initiative Early Childhood Education）に参加したことだった。ＯＵＰＩＥＣＥでは、オークランド大学の教員のほか、ポンティアックの幼稚園・保育園・学校の教員、医療関係者、弁護士、議員、教会関係者などあらゆる職種の人たちが、子どもを支援することがよりよい街づくりの基本だと信じ、月に一度情報交換をして、さまざまな活動を行っている。

ポンティアックは、デトロイトの北50キロメートル弱に位置する人口約6万人の市である。州で2番目に人口が多いオークランドの郡都だ。ゼネラルモーターズなどの自動車産業で栄え、陸上のオリンピック選手ヘイズ・ジョーンズや、ハーバード大学の前学長ラリー・バコウの出身地でもある。父親の代からここで歯科医院を営む男性は、若い頃、全国どこに行ってもバスに乗ると「メイド・イン・ポンティアック」という文字が刻まれていて、誇らしく思ったと語っている。[3] しかし、やがて自動車産業の後退とともに市の経済は勢いを失ってしまう。また、１９６０年代から70年代にかけて、公民権運動の最中、学校における人種差別撤廃の法律に基づき、黒人と白人の生徒を全学校に振り分ける施策がとられた。当時、市内にある36の市立学校のうち19校は、白人か黒人どちらかの生徒が、全校生徒の9割以上を占めていた。差別撤廃の法律に反して人種統合を阻止すべく、１９７１年、白人至上主義団体クー・クラックス・クランによるスクールバス10台の爆破事件が起こる。[4] このような人種間の摩擦もあり、白人をはじめとする裕福な住民の多くは街を離れてしまった。

２００９年からの4年間、ポンティアックはミシガン州の財政緊急事態管理下に置かれた。２０１１年、州議会は「地方政府および学区の財政説明責任法」を可決した。これにより、市の財政を好転させるための厳格な緊縮政策を策定する権利をもつ新しい緊急事態管理者が任命された。市当局は解散、公共サービスは外部委託され、市の資産は売りに出された。２０１３年に、選挙で選ばれた市長と市議会に全権限が戻るが、現在も緊急財政管理の「敵対的買収」によって奪われた市民のプライド、精神的・財政的な回復への取り組みは大きな課題だ。[5] また、貧困、低学力、コミュニティや学校内の暴力や犯罪率も高く、ポンティアックの子どもたちの多くが、ＡＣＥを誘発し得る環境のなかで育っている。

「質の高い幼児教育」の定義

ポンティアックには、州の補助金で運営されている、低所得家庭の4歳児のための公立幼稚園がある。オークランド大学の幼児教育学博士課程に受け入れたアフリカからの学生が、研究活動の一環として、この幼稚園でボランティアを始めた。

ある日、この学生が首をひねりながら私に尋ねてきた。「なぜM先生は怒らなかったのだろうか」。話を聞くと、その日、一人の女の子が、14日ぶりに登園してきたが、部屋に入りたがらず、大声を上げてぐずったという。担任のM先生は彼女を40分間膝に乗せていたが、やがて女の子が眠ってしまったので、マットに移し、静かに寝かしつけた。学生がM先生になぜそうしたのか尋ねると、M先生はただ一言、「寝不足なのよ」と言った。その後、起きてきた女の子はすっかり機嫌がよくなっていたそうである。学生は目からウロコが落ちる思いだったという。彼の母国であれば、その子は、先生の言うことを聞かないと叱られるか、あるいは家に帰されたに違いない。

この幼稚園の先生たちは、ACEとトラウマのトレーニングを毎年のように受けている。私もポンティアック・レジリエンス計画（後述）の一環で、何度かトレーニングをしに訪れたことがある。M先生はこの幼稚園に8年間勤務し、幼児教育に20年以上携わっているベテランである。ACEやトラウマの弊害についての知識をもち、子どもやその保護者と、トラウマセンシティブなかかわりを実行している。それでも、個々の生徒の違いに戸惑うこともあるという。

上記のエピソードからしばらくして、M先生の話を聞く機会があった。さらに必要と思うトレーニングについて尋ねたところ、「トラウマとその影響に関して学び続けたい。また、ダイバーシティ、反偏見、反人種主義についてももっと学びたい。生徒やその家族、とくに自分とは異なる背景をもつ人たちをよりよくサポートする方法を学び、教師としてさらに成長したい」と話してくれた。

幼児教育の意図や目的は、国や文化によって異なる。そのため、質の高い幼児教育の定義が国や文化によって少々違っていても何の不思議もない。文化や政策等のマクロシステムが違えば、そのなかに組み込まれるさまざまなシステムも異なるし、個人を取り巻くミクロシステム内の相互作用が異なれば、外部システムにも影響を及ぼすからである。しかし、どの国や文化であっても、質の高い幼児教育は、レジリエンスを育むポジティブな体験を子どもたちに与えるものでなくてはならない。教育とは、子どもたちが社会に適応し、貢献できる大人になることを支え、その子の可能性を引き出すものである。M先生の教室でのポジティブな対応は、逆境に打ち克つスキルと力、つまり、レジリエンスを育むものだ。

以下で、アメリカの「質の高い幼児教育」の定義を参照し、それらがレジリエンスを育む保護要因とどのように重なるか、みていこう。

NAEYCの「教育の質」認定基準

アメリカの「教育の質」を測るツールにはさまざまなものがある。ここでは、全米幼児教育協会(National Association for the Education of Young Children：NAEYC)の「教育の質」認定基準を取り上げたい。

NAEYCは、1926年に全国ナーサリー教育協会(National Association for Nursery Education)として設立された。女性が教育を受けることにまだ抵抗のあった1800年代後半、遊びを中心にした教育を推進し、コロンビア大学の幼児教育教授パティ・スミス・ヒルが初代会長を務めた。1964年に現在の名称になっている。

NAEYCは、全国で6万人以上の会員をもつ非営利団体だ。現在では、全米、また世界中にある米軍基地内の一万以上のプログラムがNAEYCの「教育の質」認定を受けている。[6] ヒルは、遊びを通して学ぶことの大切さを重んじ、幼児教育の指導や環境の「質」の最低基準を定める活動に深くかかわった。[7] もともと幼稚園の教員だったヒルは、教室で子どもたちと歌うため、姉と一緒に「グッドモーニング」の歌をつくった。それは、のちに歌詞を変え、世界中で親しまれる「ハッピーバースデー」の歌である。[8]

オークランド大学の幼稚園もNAEYC認定を受けている。プログラムの質を証明する書類を準備するなど、時間と労力を要するプロセスだ。NAEYC認定はエビデンスに基づくものである。認定は義務ではないが、NAEYC認定は、園の「教育の質」を何よりもしっかりと保証する。プログラム全体の質を測るため、教室の観察などにより確認する大人と子どものかかわりの質（プロセス的質）のほかに、園の方針、授業計画や素材の備えなどの質（構造的質）が含まれる。それは図表3-1に示す認定基準の10項目からもわかる。図表3-1の左側がNAEYCの認定基準、右側が具体的項目である。[9]

「教育の質」認定基準と、レジリエンスを育む保護要因

「教育の質」の認定基準が、第2章で紹介したレジリエンスを育む五つの保護要因とどのように関連するかを図表3-2にまとめた。

ここでM先生の話を思い出してほしい。まずM先生は、ミシガン州の補助金で運営される公立幼稚園で教えている。職員と子どもの比率は1対8と大人が多く、教員資格は学士以上、継続トレーニングも毎年義務づけられている。カリキュラムは、子どもの認知、言語、情緒等、子どもの包括的な発達を支援するハイスコープ・カリキュラム（後述）である。この構造的質を念頭に、M先生の女の子への対応を、トラウマとレジリエンスの観点から解説してみよう。[10][11]

保護要因1「正常な認知発達と自己調整システム」

女の子を膝に乗せ、落ち着かせるというM先生の対応は、一つ目の保護要因「正常な認知発達と自己調整システム」に必要な自己コントロールを子どもに体験させるものである。自己調整・自己コントロールは、NAEYC認定基準1「子ども同士、また大人と子どもの相互関係」で言及されている。これは、子どもが目的の達成、あるいは与えられた課題をこなすために必要な注意力と感情、衝動を十分にコントロールし、建設的に問題を解決する力である[12]。

M先生の対応は共同調整(Co-regulation)といえる[13]。大人の言うことを聞かせることや我慢させることが、自己コントロールを教えるわけではない。幼い子の場合は、大人が辛抱強く、自己調整を一緒に体験してあげることが大切である。とくに、ストレス反応システムが敏感に反応しがちなACEやトラウマを経験している子どもたちには、M先生のような、辛抱強い、共同調整を意識した対応が望まれる。読み書きでも算数でも、大人の指導と援助がいるが、自己コントロールも同じである。最初から掛け算や割り算ができることを期待するのではなく、まずは数えること、そして、足し算・引き算の基礎を築くことが必要である。

「正常な認知発達と自己調整システム」には子どもの認知発達も含まれる。それは、「安全で安定した育む関係(SSNR)」を築き、子どもの自己調整システムの指導・支援を促すものでなくてはな

4. 子どもの学習と発達に関する情報を提供するための評価	A. 評価計画の作成 B. 適切なアセスメント方法の使用 C. 子どもの関心やニーズの特定、子どもの進歩についての説明 D. カリキュラムの適応、指導の個別化、プログラム開発への情報提供 E. 家族とのコミュニケーション、評価プロセスへの家族の参加
5. 子どもの栄養と健康	A. 子どもの健康の促進･保護、感染症対策 B. 子どもの栄養状態の確保 C. 健康的な環境の維持
6. 教師の能力、学歴、プロ意識	A. 支援的な職場環境 B. 専門職としてのアイデンティティと認識 C. 教員および事務職員の資格 D. 継続的な専門能力開発
7. 子どもと家族との協力関係	A. 子どもたちの家族を知り、理解する B. 家族間の情報共有 C. 子どもの擁護者としての家族の育成
8. 地域社会との関係	A. 地域社会とのつながり B. 地域社会の資源の利用 C. 地域住民としての行動、幼児教育のコミュニティ形成
9. 適切で整備された屋内外の物理的環境	A. 屋内外の設備、資材、備品 B. 屋外環境デザイン C. 建物および物理的設計 D. 環境衛生
10. 質の高いプログラムを構築し、長期にわたって質を維持するための効果的な管理･運営、知識のあるリーダー	A. リーダーシップ B. 経営方針および手続き C. 財務説明責任に関する方針および手順･手続き D. 健康、栄養、安全に関する方針･手順 E. 人事方針 F. プログラムの評価、説明責任、継続的改善

図表3-1 NAEYC「教育の質」認定基準[9]

基準	項目
1. 子ども同士、また大人と子どもの相互関係	A. 教育者と家庭の良好な関係の構築 B. 教育者と子どもたちとの好ましい関係の構築 C. 子どもが友だちをつくるのを助ける D. 予測可能で一貫性のある、調和のとれた教室 E. 問題行動の緩和 F. 自己抑制の促進
2. 社会、感情、身体、言語、認知の各分野における学習と発達を促すカリキュラム	A. プログラムの本質的特徴・体系 B. 社会的・情緒的発達の機会を与える計画と資料 C. 身体的発達の機会を与える計画と資料 D. 言語の発達の機会を与える計画と資料 E. 早期の読み書き能力の発達の機会を与える計画と資料 F. 早期算数能力の発達の機会を与える計画と資料 G. 科学の知識・思考の発達の機会を与える計画と資料 H. テクノロジーの知識の発達の機会を与える計画と資料 I. 創造的表現、芸術鑑賞の機会を与え支援する計画と資料 J. 健康と安全を保つための知識の発達を支援する計画と資料 K. 社会科の理解を促す支援の計画と資料
3. 子ども一人ひとりの学習と発達を高める、発達的・文化的・言語的に適切で効果的な指導方法	A. 豊かな学習環境のデザイン B. 思いやりのある学習コミュニティの創造 C. 子どもの監督責任 D. 学習目標を達成するためのグループ分け、ルーティンの活用など有効な時間の活用 E. 子どもの興味とニーズに応える F. 文化や背景を考慮に入れ、すべての子どもにとって有意義な学習を支援する G. 子どもの理解を深め、スキルと知識を身につける指導方法を用いる

図表3-2 レジリエンスを育む保護要因とNAEYC「教育の質」認定基準

レジリエンスを育む保護要因	NAEYC「教育の質」認定基準
正常な認知発達と自己調整システム	1. 子ども同士、また大人と子どもの相互関係 2. 社会、感情、身体、言語、認知の各分野における学習と発達を促すカリキュラム 3. 子ども一人ひとりの学習と発達を高める、発達的・文化的・言語的に適切で効果的な指導方法 4. 子どもの学習と発達に関する情報を提供するための評価
物事を肯定的にみる視点	1. 子ども同士、また大人と子どもの相互関係 3. 子ども一人ひとりの学習と発達を高める、発達的・文化的・言語的に適切で効果的な指導方法
大人と子どもの相互関係および肯定的な家族システム	1. 子ども同士、また大人と子どもの相互関係 3. 子ども一人ひとりの学習と発達を高める、発達的・文化的・言語的に適切で効果的な指導方法 7. 子どもと家族との協力関係 8. 地域社会との関係
セルフケアと健康的なルーティン（セルフケアを強化する必要あり）	3. 子ども一人ひとりの学習と発達を高める、発達的・文化的・言語的に適切で効果的な指導方法 5. 子どもの栄養と健康 9. 適切で整備された屋内外の物理的環境
トラウマの理解（カリキュラムやトレーニングで、幅広く強化する必要あり）	3. 子ども一人ひとりの学習と発達を高める、発達的・文化的・言語的に適切で効果的な指導方法 6. 教師の能力、学歴、プロ意識 10. 質の高いプログラムを構築し、長期にわたって質を維持するための効果的な管理・運営、知識のあるリーダー

らない。日々の生活のなかで、考える力と思いやる力を養うことが大切である。たとえば、友だちとおもちゃの取り合いになったとき、なぜお互いに我慢や譲り合いが必要なのか。まだ遊びたいのになぜ片づけをしないといけないのか、大人の言うことを鵜呑みにするのではなく、理由を自分で考え、他者を思いやれるようになることが目標である。これには、ＮＡＥＹＣ認定基準３「子ども一人ひとりの学習と発達を高める、発達的・文化的・言語的に適切で効果的な指導方法」と、基準２「社会、感情、身体、言語、認知の各分野における学習と発達を促すカリキュラム」そして基準４「子どもの学習と発達に関する情報を提供するための評価」も必要である。第４章で紹介するハイスコープのようなカリキュラムだと、この三つの基準を満たすことができる。教師は、子どもが友だちをつくるのを助けたり、問題行動を緩和したりして、予測可能で一貫性のある、調和のとれた教室をつくる。自己コントロールは生まれもったものではなく、毎日のルーティンや遊びから育むことができるのだ。

巻末の付録１に、共同調整を支援するゲームやアクティビティをいくつか紹介した。

保護要因２「物事を肯定的にみる視点」

二つ目の保護要因は「物事を肯定的にみる視点」である。この観点からみても、Ｍ先生の指導は効果的といえる。女の子に対して、「悪い子」「泣き虫」といった否定的なレッテルを貼る可能性のある言動を避け、「寝不足なだけ」と評価をした。これは、その女の子だけではなく、教室の子どもたち全員に「物事を肯定的にみる視点」を示すと同時に、教室が、子どもたちにとって安全な、安心できる場であることを印象づけるものだ。

これは保護要因1で述べた「理由を考えること」とも深く関係している。自己批判や反省ももちろん必要であるが、そのうえで、どうしてうまくいかないかの理由を考えることは、「いつかはできる」という姿勢や、どうすれば挽回できるかの理解につながる。NAEYC認定基準1「子ども同士、また大人と子どもの相互関係」と基準3「子ども一人ひとりの学習と発達を高める、発達的・文化的・言語的に適切で効果的な指導方法」とも関係している。

保護要因3「大人と子どもの相互関係および肯定的な家族システム」

三つ目の保護要因「大人と子どもの相互関係および肯定的な家族システム」では、家族・地域との連携の必要性が浮かび上がる。乳幼児にとって、親しい大人との健全な愛着関係は基本的な保護要因である。学校が家庭との協力関係を築くことは、子どもにより一貫性のある、安定した環境を与えることになる。

健全な学校と家族の連携を保つためには、第2章で紹介した「家族強化のためのフレームワーク」のほかに、「知識の資産(Funds of Knowledge)」も重要である。「知識の資産」とは、歴史的に蓄積され、文化的に発展してきた、家庭や個人が生活するうえで不可欠な知識や技能を指す。付録2は、子どもが家庭から教室に持ち込む知識の資産を理解するためのワークシートである。「知識の資産」は、どの家庭も備えている。モルら[14]は、アメリカとメキシコの国境近くで教鞭をとる教師が子どもの「知識の資産」を理解することで、自分の偏見に気づく例を紹介している。メキシコ系の子どもたちが国境を越えて里帰りしたとしても、国際旅行に行ったという認識を誰ももたないのに対して、ヨーロッパに行った中流階級の子どもたちは、先生やクラスメートから質問攻めにあう。しかし、両方とも外国への旅行であるし、メキシコ系の生徒は、夏休みの間、長期にメキシコに滞在して、メキシコの文化をじっくり吸収してくるのである。そのことに気づいた教師は、この生徒の「知識の資産」に着目し、家族を教室に招待して、文化や言葉について、クラス全体で学んだという。

何年か前、日本の幼稚園に、中国系の子どもたちが、日本語が話せない祖父母と一緒に登園することで、先生が困っているという話を聞いたことがある。私はアメリカで子育てをした。たとえ子どもたちがアメリカで生涯を過ごすことになっても、日本人であることに誇りをもってほしいと常に思っていた。自分の人種および民族への誇りを継承することも、保護要因の一つである。中国系の子どもたちと家族が持ち合わせる「知識の資産」についても、ほかの子どもたちと共有することができるようなかかわりを教師がしてくれることを願っている。

個々の家庭の「知識の資産」を保育や幼児教育に取り入れることで、保護者と対等な目線で、共通の目標へと子どもの学習・発達を導くことができるようになる。それは、母親もしくは父親不在の家庭、親がうつ気味の家庭、M先生の教室の女の子のように健康的な毎日のルーティンを保てない家庭など、さまざまなケースを批判することなく、一つひとつの家庭と向き合い、また強みも見出しながら、対応することである。

保護要因4「セルフケアと健康的なルーティン」

四つ目の保護要因は「セルフケアと健康的なルーティン」である。M先生は、睡眠をとらないと子どものストレス反応システムが誤作動することを理解し、女の子の健康をまず優先した。これは、NAEYC認定基準5「子どもの栄養と健康」と関係している。

M先生のとった行動は、女の子にとっては、二つ目の保護要因「物事を肯定的にみる視点」に必要な貴重な成功体験をもたらした。女の子は、数時間仮眠をとった後、日常のルーティンに戻ることができた。M先生の指導は、NAEYC認定基準3「子ども一人ひとりの学習と発達を高める、発達的・文化的・言語的に適切で効果的な指導方法」に当てはまる。基準3には「学習目標を達成するためのグループ分け、ルーティンの活用など有効な時間の活用」も含まれる。ルーティンは安心へとつながるのである。

セルフケアとして、マインドフルネスをルーティンに取り入れることをお勧めしたい。一日5分でもよい。子どもたちだけではなく、ACEやトラウマを抱えた子どもやその家庭の支えとなる大人が二次的外傷性ストレスを経験している場合、燃え尽き症候群の原因にもなり得るからである。そうしたことを防ぐために、マインドフルネスのようなセルフケアが重要になる。付録3に簡単なセルフケア計画の資料を掲載した。

保護要因5「トラウマの理解」

最後の保護要因は「トラウマの理解」である。M先生の幼稚園は、5歳以下の子どもの60%が貧困家庭で育つ町にある。州の補助金からなる幼稚園には、低所得家庭の子どもたちばかりが通っている。家庭ではストレスが多く、学校ではさまざまな問題行動が指摘されている。M先生は紛れもなく、こうしたことを理解している。

ここで付け加えたいのが、M先生自身のストレス反応システムである。泣き叫ぶ子どもの対応を冷静にこなすことは簡単ではない。同時に、おとなしいからこそ、気をつけてあげなければいけない子どもたちもいる。戦う(Fight)、逃げる(Flight)、凍りつく(Freeze)のFreezeである。M先生は、子どもの行動が自分に与えるストレスと、そのストレスへの自分の反応を見極めている。そのためには、NAEYC認定基準3「子ども一人ひとりの学習と発達を高める、発達的・文化的・言語的に適切で効果的な指導方法」と基準6「教師の能力、学歴、プロ意識」が必要になる。

第2章で述べた通り、トラウマセンシティブでレジリエンスインフォームドな教育現場では、教員のみならず、子どもと接する機会のある大人全員がACEやトラウマのトレーニングを受けることが基本になる。これは、「トラウマのメガネ」をかけて、子どもたちやその家族、また職場の同僚と接することだ。付録4を参照してほしい。トラウマセンシティブでレジリエンスインフォームドな教育現場をつくるということは、園や学校全体のマインドシフトを意味するため、優秀な指導者が必要である。NAEYC認定基準10「質の高いプログラムを構築し、長期にわたって質を維持するための効果的な管理・運営、知識のあるリーダー」である。

この例からもわかるように、トラウマセンシティブな幼児教育・保育は、質の高い教育である。しかし、質が高いとされている幼児教育・保育のすべてがトラウマセンシティブではない。保護要因を念頭に置き、子どもと保護者との交流を取り入れ、意図的に子どものレジリエンスを育むことで、さらに質の高い教育が望めるだろう。

以上のレジリエンスを育む保護要因を、あらゆる教室での指導や毎日の学習環境に活かすことで、より多くの子どもたちの可能性を引き出すことができる。子どもたちやその家族一人ひとりの立場から、長所、文化的背景、言語、能力、経験を理解し、それを基盤に、子どもの言動に対して

"What's wrong with you?"（「あなた、おかしいんじゃない?」）と批判するのではなく、"What happened to you?"（「あなたに何があったの?」）と問うことが、レジリエンスを育む幼児教育・保育の基本である。

第4章

ペリー就学前プロジェクトとハイスコープ・カリキュラム

先行研究からみえる「教育の質」の要素

この章では、幼児教育研究の先駆けとなったペリー就学前プロジェクト（Perry Preschool Project）を取り上げ、質の高い幼児教育の要素についてさらに追求していきたい。

ペリー就学前プロジェクトは、世界中の幼児教育政策に影響を及ぼした研究である。ハイスコープ教育研究財団でこのプロジェクトを1975年から率いたラリー・シュワインハートは、2012年のTEDトークで、「ペリーと同じ結果を得るためには、私たちがしたことをしなければならない」と語っている。[1]「私たちがしたこと」とは、資格を有した教師が、効果が実証されているカリキュラムを実践し、保護者とのかかわりを重視しつつ、プログラムや子どものアセスメントデータを使って継続的に指導を省みながら子どもにかかわることである。

ペリー就学前プロジェクトは、主に子どもたちとその家族に対する効果を探ったため、教師たちの声は今までほとんど知られていなかった。しかし2016年に、このプロジェクトに携わった2人の教師が、自分たちの経験をNAEYCの機関誌に2回に分けて執筆した。その文章とさまざまな逸話から、トラウマセンシティブでレジリエンスインフォームドなアプローチについて知ることができる。

以下では、ペリー就学前プロジェクトの成果について説明し、そこでの教師と家庭との連携についてお話ししたい。

ペリー就学前プロジェクトでわかったこと

　ペリー就学前プロジェクトは、１９６２年、低所得のアフリカ系アメリカ人の子どもたちの学業を支援する取り組みとして、イプシランティ公立学校区で始まった。イプシランティは、デトロイトの西60キロメートルに位置する。公民権運動真っ只中の１９６０年代、イプシランティ学区の特殊教育部長だったデイビット・ワイカートが、黒人のみが通うペリー小学校に、実験的に就学前プログラムを導入した。それがペリー幼稚園である。その際、ペリー小学校の校長で、ミシガンでは初の黒人校長だったユージン・ビアティが、家族から同意を得ることを手伝った。そして、ペリー小学校の学区に住む１２３人の黒人の子どもたちを、ペリー幼稚園参加グループと非参加グループに無作為に振り分け、幼児教育の効果に関する縦断的調査を始めた。

　ペリー就学前プロジェクトに参加した子どもたちのデータは、３～11歳まで毎年集められ、その後、14歳、15歳、19歳、27歳、40歳、54歳で追跡調査が行われた。このプロジェクトが集めた子どものデータの量は膨大で、種類も多岐に及んでいる。主に学校での成績や態度、社会人としては学歴、結婚、就職、犯罪、健康等である。実行機能を含めたあらゆる発達ドメインのデータも収集された。以下、調査の結果をみていこう[2]。

図表4-1に、子ども期における、ペリー幼稚園での教育を受けた子どもたち（以下、参加グループ）と、ペリー幼稚園での教育を受けなかった子どもたち（以下、非参加グループ）の比較を示す。非参加グループのなかで、就学時に学業的に準備ができていると見なされたのは28％だった。一方、参加グループでの割合は67％だった（IQが90以上の場合、準備ができていると判断された）。14歳においても、参加グループのほうが学業を真剣に捉えていた。これは、宿題の提出頻度や、学校や学業に関する親との会話の頻度からそう判断された。また、参加グループの半分ほどが、学力テストで基礎的な学力があると見なされたのに比べ、非参加グループの15％しかこのレベルに達することができなかった。

その後、子どもたちが成長してからも、一貫して、参加グループのほうに有利な結果が出た。図表4-2は成人後の両者の比較である。参加グループの77％が高校を卒業したのに対して、非参加グループの高卒率は60％であった。40歳時には、参加グループの60％が年間2万ドル以上の収入があったのに対し、非参加グループでその収入を得ていたのは40％だった。また、参加グループで5回以上の逮捕歴がある者は36％であるのに対し、非参加グループではその割合は55％だった。

ペリー就学前プロジェクトの最も顕著な結果は、この逮捕歴に関するところであるが、一言解説が必要だろう。「5回以上の逮捕」という指標は日本人の想像を絶するとよく言われる。アメリカで

図表4-1　子ども期の比較

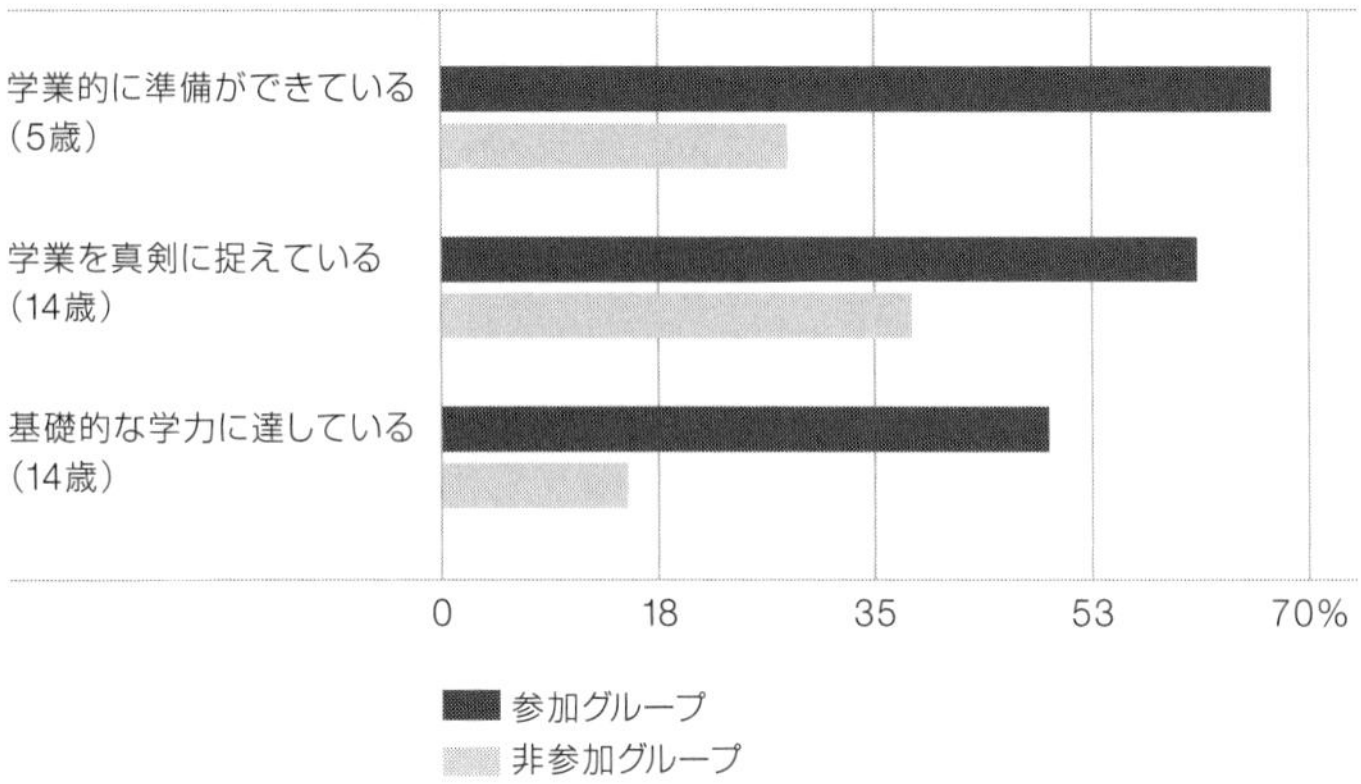

図表4-2　成人後の比較

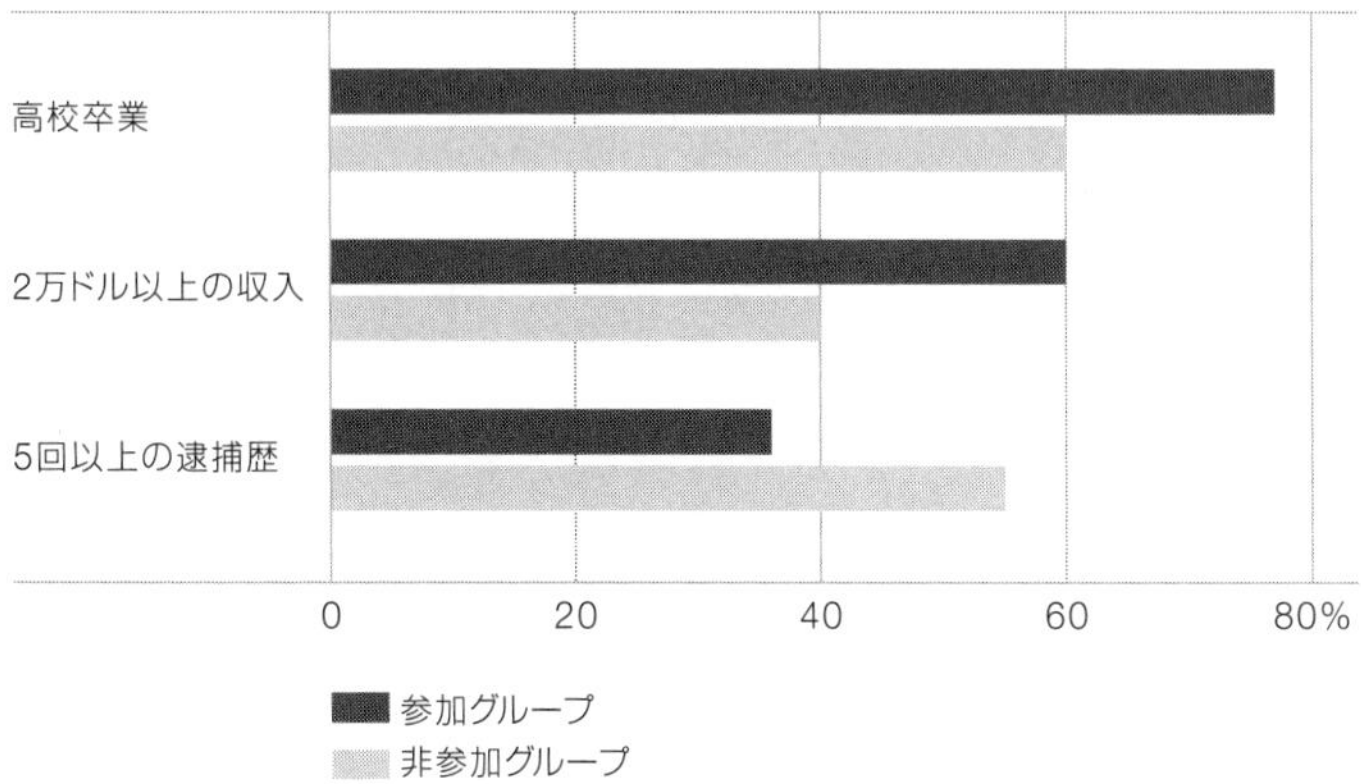

は、現在でも問題になっていることであるが、黒人の逮捕・犯罪歴は、人種差別の結果を含んでいる。白人やアジア人に比べると、黒人は職務質問を受けることが多く、そのぶん逮捕につながる可能性が高くなるのである。とくに、ペリー就学前プロジェクトの参加者は、イプシランティの貧困かつ治安の悪い地域の住人だったので、なおさら警察とぶつかることが多かったに違いない。黒人は白人の居住区には家や土地を買うことができなかった。この指標に関しては、こうした人種差別が背景にある。これは、ACEピラミッドの一番下にある「歴史的トラウマ」に含まれるものだ。

54歳時の追跡調査では、ペリー幼稚園の参加者だけでなく、参加者の子どもやそのきょうだいにも、よい影響が及んでいることがわかった。これは、スピルオーバー効果と呼ばれている。[34] ガルシアらは、ペリー幼稚園にこうした教育を導入するのにかかった費用1ドルに対して、6・10ドルの見返りがあったと推定している。さらに、子どもやきょうだいへの効果を数量化するとほぼ3ドルであることから、スピルオーバー効果を考慮すると、コスト1ドルに対して9・01ドルの効果があったことになるという。[5]

ペリー幼稚園での取り組み①教室での指導

このような効果をもたらしたペリー幼稚園での取り組みとは、どのようなものだったのだろうか。

以下でくわしく見ていこう。

ペリー幼稚園参加グループの子どもたちは、3~4歳の2年間、30週にわたって毎日2.5時間の教室での指導と、週に1回の家庭訪問を受けた。1964年の中間報告書[6]に、プロジェクトの1年目から3年目までの教育内容がくわしく記載されている。それによると、教室での取り組みには、教室を四つのエリアに分け、そこで子どもたちが自由に学ぶエリア遊びと、少人数のグループ指導があり、さらに遠足が加わった。

まず、60分ほどのエリア遊びで一日が始まった。子どもたちはハウスキーピング・エリア、ブロック・エリア、アート・エリア、もしくは学習エリアで遊びながら学んだ。基本的に自由遊びであったが、教師たちも遊びや学びを深める手伝いをした。

一つ目のハウスキーピング・エリアでは、子どもたちは家庭で得た知識を活かし、ごっこ遊びをした。ここでは、普段ふれさせてもらえない鍋やオーブンなどを使って遊んだ。ときには、教師と一緒に実際に料理もした。二つ目はブロック・エリアである。「ブロック」といえば、現在では積み木が頭に浮かぶが、ペリー幼稚園では、身体と想像力を試す場であったようだ。大きなスペースでさまざまな活動の可能性が用意された。走ったり、飛び跳ねたり、楽器を使いリズムをとったり、バランスをとることを学んだり、さらなるごっこ遊びをしたりした。三つ目のアート・エリアには、手芸と工作の材料が置かれ、子どもたちは自由に絵を描いたり、ものづくりに励んだりした。最後の学習エリアには、本やパズルやゲームが置かれた。

少人数のグループ指導は、10～20分ほど、特定のスキルや概念の発達に重点を置いて行われた。たとえば、「溶解」を理解するレッスンでは、プリンやゼリーの粉、砂糖、小麦粉などを水に溶かす実験をし、観察と言葉での話し合いを促した。

さらに、子どもたちはたびたび遠足に出かけた。遠足は、エリア遊びでの学びを深めること、子どもたちにさまざまな職業を紹介すること、そして社会のルールを学ぶことを目的に行われた。たとえば、食べ物について学ぶために、まず牛や豚、鶏が飼育されている場所を見学する。次に酪農場、孵化場、食肉加工場を訪れ、さらに、お店に肉や卵、乳製品を買いにいく。最後に園に戻り、ハウスキーピング・エリアで実際に料理をする、というものだ。あるいは、子どもたちが読んだ本の内容を理解するために、その本に出てくる場所や人に会いにいくことも行われた。黒人の警察官や消防士に実際に会うことで、コミュニティ内の職業について学び、ごっこ遊びにその知識を活かしたりもした。そして、たとえばお店で買い物をし、お金を払うといったかたちで、社会のルールを学んだ。

ペリー幼稚園のカリキュラムは当初、視覚的運動能力、数の概念、言語の充実といったスキルベースの領域に重点が置かれていた。しかし1964年、ジャン・ピアジェの児童発達研究への関心が高まるなか、計画、劇遊び、衝動の制御といった実行機能スキルが追加され、認知志向カリキュラム（のちにハイスコープ・カリキュラムと呼ばれるようになる）と名づけられた。プロジェクトの期間中も教師たちの意見を取り入れ、改良が続いた。[7]

ペリー幼稚園での取り組み②家庭訪問

子どもたちに長期的な効果をもたらした要素を探るもう一つの鍵が、家庭訪問にあると考えられる。前述のように、教室での指導のほか、午後には家庭訪問が行われ、保護者との交流がなされた。家庭訪問の一環として個人授業も行われ、教師と子どもが2人で遠足に出かけることもあった。遠足には保護者も同伴することができ、母親と父親、それぞれ別々の保護者会も行われた。

ペリー幼稚園の教師であったデーマン-スパークスらによれば、ペリー幼稚園の家庭訪問の意図と目的は、「子どものやる気と、自分の足で立つための自信を育み（empowerment）、その後の学校教育で必要とされる学力の土台を提供する」ことであったという。そしてそのためには、家族が「時間と労力」をかけてかかわることが重要だと強調している。[8]

1964年の中間報告書では、ペリー幼稚園に通う子どもたちやその家族を中流階級の白人と比較し、劣っている部分を改善しようという姿勢が見て取れる。これは「文化欠如モデル」の観点といえるだろう。しかし、デーマン-スパークスらによれば、教師たちは研究者とは違い、文化欠如モデルを否定しており、家庭訪問の目的は親を正すことではなく、むしろ親のもつ強みを活かすことにあった。[8] 第3章で述べたレジリエンスの保護要因「物事を肯定的にみる視点」や「知識の資産」にも通じるものである。

ペリー幼稚園の家庭訪問のような、意図的な家族関与を含む幼児教育プログラムは、子どもの社会的スキルや学力、行動・学習意欲を促進するという研究結果がある。[9,10,11] また、1980年代後半、アメリカの八つの州（アーカンソー、コネチカット、フロリダ、マサチューセッツ、ニューヨーク、ペンシルベニア、テキサス、ワシントン）の医療機関で、Infant Health and Development Program（IHDP）と呼ばれる、低出生体重児（2500g以下で産まれた赤ちゃんや、36週未満で出生した赤ちゃん）のための早期介入プログラムが行われた。そしてペリー就学前プロジェクトと同様、無作為化比較試験を用いて、プログラムの効果を検証した。その結果、家庭訪問と、保育所・親のグループミーティングを組み合わせた介入は、子どもと家族にとってより効果的だった。[12] シカゴ公立学校の幼児プログラムであるChicago Child-Parent Centersを分析した研究でも、その長期的なインパクトを持続させるうえで、家族支援が大切であると報告されている。[13] そしてペリー就学前プロジェクトの54歳時追跡調査においては、健全な発達にとって、住んでいる地域の環境よりも、家庭環境のほうが重要だと結論づけられた。[6] 家族は子どもの成長を見守り続けることで、子どもにとって一貫した糧となる役割を果たすのである。[14]

こうしたことから、家庭訪問で子どもと家族がどのようにサポートされたかを理解することは、ペリー幼稚園の教育の質の要素を探る大切な手がかりであるといえる。

家庭訪問のデータの分析

ペリー幼稚園での家庭訪問のデータが利用可能になったきっかけは、私がハイスコープ教育研究財団の研究所長をしていた２０１３年頃のこと。それまで、ペリー就学前プロジェクトの40年以上にわたる膨大なデータは、紙や録音・録画テープ、フロッピーディスクのかたちで、ハイスコープの戸棚や書庫にビッシリと保管されていた。もし火事か洪水でもあれば、すべて失われてしまう状態である。当時、54歳時の追跡調査を数年後に控えていた。追跡調査を率いるのは、２０００年にノーベル経済学賞を受賞したシカゴ大学のジェームズ・ヘックマン教授。彼を中心に、できるだけ多くの資料を電子スキャンしようと、数年がかりのプロジェクトが始まった。アルバイトを雇い、資料をスキャンしてＰＤＦにし、リサーチアシスタントが名前等の個人情報を黒く塗りつぶすという、非常に手間のかかる作業が行われた。おそらく今でもまだ全部はスキャンできていないと思う。しかしそのなかで、今まで分析されたことがない、教師たちの家庭訪問の記録が出てきたのである。

家庭訪問は当初からペリー就学前プロジェクトの一部であった。私たちは、記録がしっかりしている最後の2クラス（1964年と1965年に入園）のみを分析することにした。2クラスだけでも803件の家庭訪問記録があった。[15][16] そのうち実際に訪問・授業があったのは702件だった。家庭訪問のうち253件（36・0％）は遠足であった。保護者同伴の遠足は29件（11・5％）と少なく、大半（222件、87・7％）は教師と子どもだけの遠足で、子どもにとっては個人授業のようなものであった。保護者が参加しなかった理由として最も多かったのは、「母親が仕事で家にいない」（54・2％）であった。

図表4-3に示したように、教師が家庭訪問で取り上げた課題はさまざまであった。多かったのは「観察と分類」「話し言葉」「図工」「微細運動能力」「測定」「幾何学：図形と空間認識」だった。これら課題の項目は、記録をもとに、子どもの発達を測るハイスコープの評価ツール（COR Advantage）を使って私たちが分類したものなので、ペリーの教師たちの分類ではない。たとえば、「道端の温室に行って、お母さんに贈る花を選んだり買ったりした。花を見て、色の違いなどを話し、花の構造についても話した――根、茎、葉、花」という教師の記載は「観察と分類」「話し言葉」に、「凧を作った……凧の尾を作るために、色とりどりの毛糸で、さまざまな形をつくった」は「図工」「幾何学：図形と空間認識」に分類するといった具合である。

遠足は、子どもたちが地域社会について理解し、教室で学んだスキルや知識をさらに深めることを目的とした。行き先は、消防署、図書館、アヒル池、農場、自動車販売店、歯科医院、野球場、

図表4-3 家庭訪問で取り上げられた課題

内容領域	主要概念	頻度
ST	観察と分類	386
LLC	話し言葉	238
CA	図工	219
PDH	微細運動能力	212
MTH	測定	194
MTH	幾何学: 図形と空間認識	193
LLC	本読み·読み聞かせ	136
MTH	数と数え方	114
ST	自然界と物理的世界の認識	109
LLC	聞く力と理解	73
LLC	書く力	68
PDH	身の回りのケアと健康的な行動	66
SS	自己と他者に関する知識	63
MTH	パターン	58
ATL	主体性と計画性	37
CA	ごっこ遊び	36
ST	ツールとテクノロジー	36
PDH	運動能力	26
SED	感情·情緒	25
SED	大人たちとの関係構築	25
ATL	振り返り	24
SED	他の子どもたちとの関係構築	22
LLC	本の楽しみと知識	22
CA	音楽	18
LLC	アルファベットの知識	13
ST	実験、予測、結論を出す	7
SED	地域社会	6
ATL	材料の使い方の問題解決	5
SS	歴史	5
LLC	音韻認識	2
SS	地理	2
SED	対立の解決	1
CA	動き	1
MTH	データ分析	0

注:内容領域は、ATL=学習へのアプローチ、SED=社会的·情緒的発達、PDH=身体的健康と発達、LLC=言語·読み書き·コミュニケーション、MTH=数学、CA=創造的芸術、ST=科学技術、SS=社会科。

花屋、食料品店、パーティショップ、文房具店、楽器店、ペットショップ、空港、アイスクリーム店、金物店、ガソリンスタンド、サーカス、高校の視聴覚室、自然史博物館、ダウンタウンなどである。行き先を八つのカテゴリーに分類すると、店舗・買い物（33％）、コミュニティ・地域行事（23％）、ペリー幼稚園（19％）、自然（16％）、他の家庭（6％）、医院（2％）、スポーツ・娯楽（2％）、目的地不明（8％）であった。その一つひとつに学習の意図があった。たとえば食料品店では、前述の「食べ物について学ぶ」以外に、店員が棚に商品を補充する様子を観察し、仕分けやパターンについて学んだ。教師は、教室での学習を深めるために、幼稚園で学んだ課題と家庭訪問・遠足の内容とを連動させていたと考えられる。

子どもたちの話し言葉[16][17][18]や背景知識の幅を広げることは、読解の土台となる枠組みをつくるといわれているが[19]、ペリー幼稚園の教師たちは、子どもたちの学力を高める基盤をつくったといえる。これは、レジリエンスを育む保護要因1「正常な認知発達と自己調整システム」にも結びつく。

実際には、「家庭訪問」の大部分は家庭外への遠足であり、家族よりも子どものスキルや能力を豊かにすることに重点を置いていたことは、意外な結果であった。もっとも、１９６４年の中間報告書には、家庭訪問の意図が家族との連携だけではなく、個人授業や遠足も含むと記されている[6]。

ペリーの家庭訪問や遠足は、保護者が参加していない場合でも、家族（主に母親）にとって育児のストレスや負担からの一時の解放になったと考えられる。トラウマとレジリエンスを視野に入れると、保護者のメンタルヘルスは子どもに影響する。保護者に柔軟に対応することで、教師はトラウマとレジリエンスの観点からも子育てを支援したのではないだろうか。今回の分析は、教師は「子育てを変えようとせず、むしろ家庭の強みを探してそれを活かし、子どもが認知発達や学校での成功に必要なスキルをサポートする方法を提供する[8]」というデーマン - スパークスらの考えを支持する結果となった。

ペリー就学前プロジェクトのインパクト

ペリー就学前プロジェクトは約60年前に行われた、小規模コミュニティの介入研究である。それでも、いまだにアメリカ国内だけでなく、世界中の政治家、ビジネスパーソン、幼児教育の関係者が、このプロジェクトの結果を役立てている。

現在の幼児教育状況とはあまりに違う環境で行われた研究であるため、参考にはならないと言う研究者もいる[20,21,22]。しかし、アメリカでは、オクラホマのタルサ[23,24,25]、ボストン[26,27]、シカゴ[13,28]、ニューメキシコ[29]、ノースカロライナ[30,31]、ミシガン[32,33]など、さまざまな質の高い幼児教育が、ペリー就学前プロジェクトの結果を実証している。私がハイスコープ教育研究財団に在籍中、日本の幼稚園の無償化の話が浮上した際には、日本の新聞記者や文科省関係の研究者たちも、ペリー就学前プロジェクトについて話を聞きにきた。ペリー就学前プロジェクトは１９６７年に終了するが、ペリー幼稚園はいまだにイプシランティの小学校の一部として続いている。

ハイスコープ・カリキュラム

ペリー就学前プロジェクトで育まれたカリキュラムは、何回もの改良・改定を経て、ハイスコープ・カリキュラムとして、現在では全米のあらゆる幼児教育現場で導入されている。

１９７０年、ペリー就学前プロジェクトの成果を後世に伝えようと、プロジェクトの発案者で主任研究員のデビッド・ワイカートによって、ハイスコープ教育研究財団が設立された。子どもたちの追跡調査をすることもハイスコープ設立の目的だった。最近では、シカゴ大学のヘックマン教授が主任研究員となり、54歳時の追跡調査を終えた。現在は、イプシランティの小高い丘の上に立つ、古い億万長者の邸宅をオフィスにしている。

第3章で紹介したM先生の勤める幼稚園は、ハイスコープ・カリキュラムを導入している。図表4-4は、ハイスコープのカリキュラム構成を図示した「ハイスコープの学びの輪」である。カリキュラムにはプリスクール版と乳幼児版があるが[34,35]、ここではプリスクール版のみを簡単に紹介する。

ハイスコープ・カリキュラムには、「大人と子どもの交流」「学習環境」「ルーティン」「アセスメント

図表4-4　ハイスコープの学びの輪（プリスクール版）

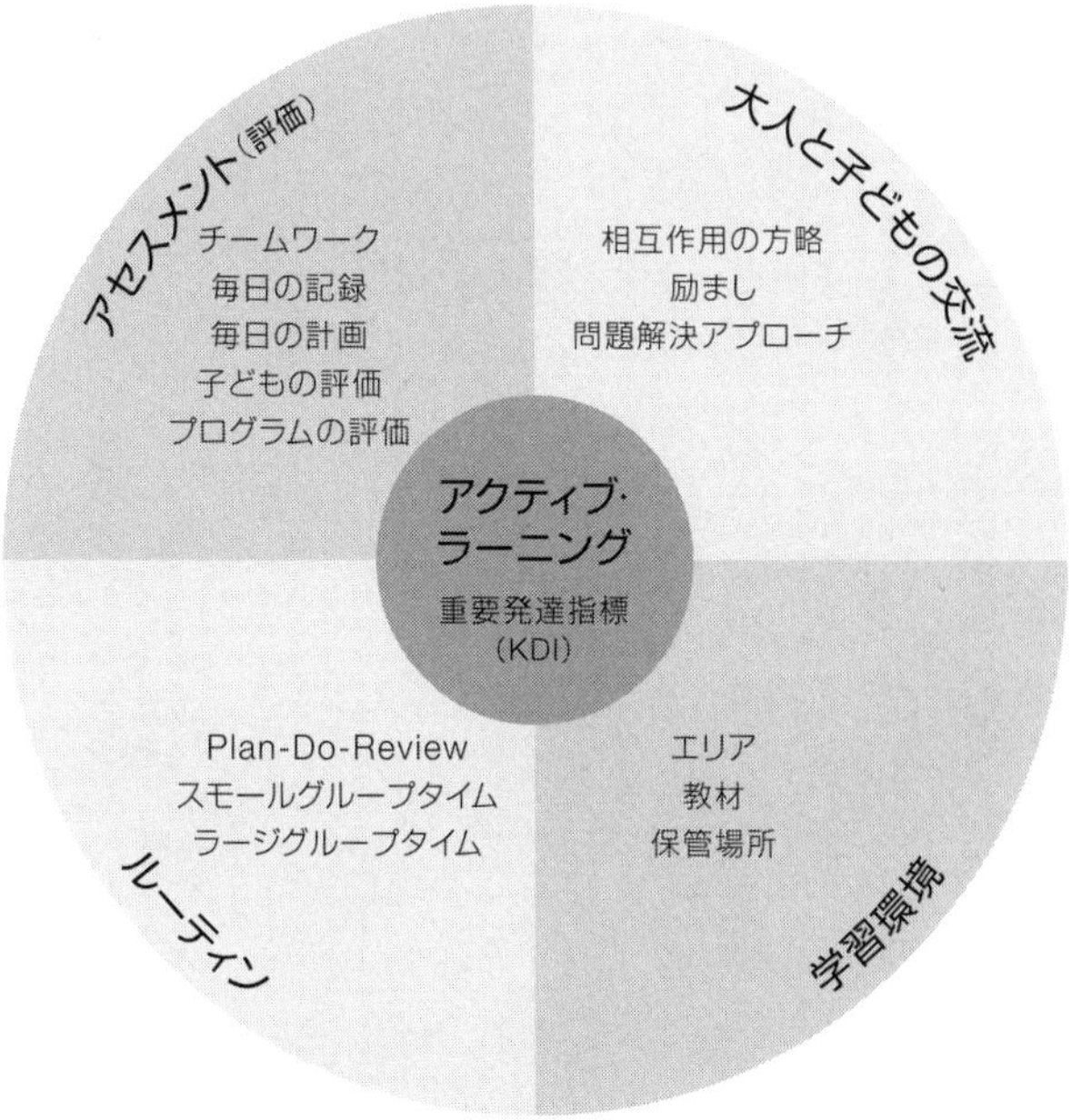

©HighScope Educational Research Foundation

（評価）」の四つの柱があり、すべて不可欠である。四つの柱の中心にあるのがアクティブ・ラーニングである。アクティブ・ラーニングとは実践に基づいた効果的な学習・指導方法で、積極的参加型学習ともいわれる。このほか、ハイスコープには、重要発達指標（Key Developmental Indicators：ＫＤＩ）が設定されている。プリスクール版には59のＫＤＩがあり、教師たちはそれを参考に毎日の授業計画を立てる。

大人と子どもの交流

ハイスコープでは、教師は子どもの学びのパートナーである。子どもたちとともに行動し、言語と非言語の両方でコミュニケーションをとりながら子どもの学習を促す。それは、子どもと主導権を共有することでもある。子どものパートナーとしてコミュニケーションをとること、子どもの遊びの足場をつくること、ほめる代わりに励ますこと、子どもの葛藤の解決をサポートするために問題解決的なアプローチを導入することなどがこの柱に含まれる。

ほめる代わりに励ますことは、ハイスコープの特徴の一つである。「いい子だね」とか「上手だね」「かしこいね」などとほめるだけでは、子どもの学習意欲は大人の評価に依存してしまう可能性がある。とくにＡＣＥやトラウマを抱えた子どもは、大人の愛情に飢えていたり、注意を引く行動を盛んにとる傾向がある。子どもが誇らしげに絵を持ってきたり、鉄棒ができるようになったと報告しにきたら、ほめるだけではなく、「どうやって描いたの？」「どうやったらできるようになったの？」「先生にも教えて」など、何をどうしたか、子どもの考えを引き出す。言葉にすることは、自分の行動を意図的に振り返り、理解し、次の成功体験につなげることを助ける。ただほめてもらうために頑張るのではなく、自分の頑張りの成果が子どもたち自身をいっそう励ますことを重視している。[36]

ハイスコープの問題解決的なアプローチは、レジリエンスを育む保護要因にかかわる「自己コントロール」を知るうえでとくに効果的だろう。それは、六つのステップからなる指導方法（six steps to conflict resolution）である。たとえば、大人が子どもの喧嘩の仲裁をするのではなく、子どもたち自身で問題解決ができるように支援する。共同調整（Co-regulation）と同じ考えである。

六つのステップでは、まず①静かに近づき、次に②子どもたちの感情を受け止める。「○○ちゃん、とっても悲しそうだね」「△△くん、怒ってるみたいだ」など、感情にラベルをつける。そして、③「何があったのかな」と聞き、子どもたちに説明させる。その際、子どもたち全員に同じだけの時間をとり、注意を向ける。続いて、④大人が、子どもたちの言葉で、子どもたちの立場に立って、起こったことを整理する。そして、⑤「さあ、どうしたら問題を解決できるかな？」と投げかけ、解決方法を子どもたちに提案させる。「問題解決」とはっきり言うことで、子どもたちに、これは解決すべき問題だと意識させる。提案のなかから、子どもたちに一つ選ばせ、最後に⑥それを支援する。ここで大切なのは、あくまでも、子どもたちがみずから解決策を見出すことである。大人からみれば、不完全だったり、不公平だったりする解決策でも、子どもたちが合意したのであれば、教師はそれを確認し、支援する。[37][38]

この六つのステップを事あるごとに支援することで、子どもたちは次第に自分たちだけで六つのステップを踏み、問題解決できるようになる。ACEやトラウマを被った子どもは、ストレスに敏感に反応してしまいがちである。最初に静かに近づくこと、そして、落ち着いて対処する手本となることも重要である。

学習環境

ハイスコープの学習環境は、ペリー幼稚園と同じように、子どもたちが自由に多様な教材で遊べるよう、いくつかのエリアに分かれている。これらはInterest Areasと呼ばれ、子どもたちの興味をそそるように設定されている。

エリアの名前は、子どもたちが理解できるものを選び、大きく写真や絵と言葉で提示する。たとえば、ハウス・エリア（おままごと）、アート・エリア（図工）、ドレスアップ・エリア（衣装）、ブロック・エリア（積み木）、砂と水エリア（感覚遊び）、読み書きエリアといった具合である。

教材は、読み書き、算数、知覚・運動・身体発達、社会感情発達、科学、多様な経験などを引き出すものになっている。子どもたちが自分の意思をもって遊び、学べるよう、部屋は整理され、低

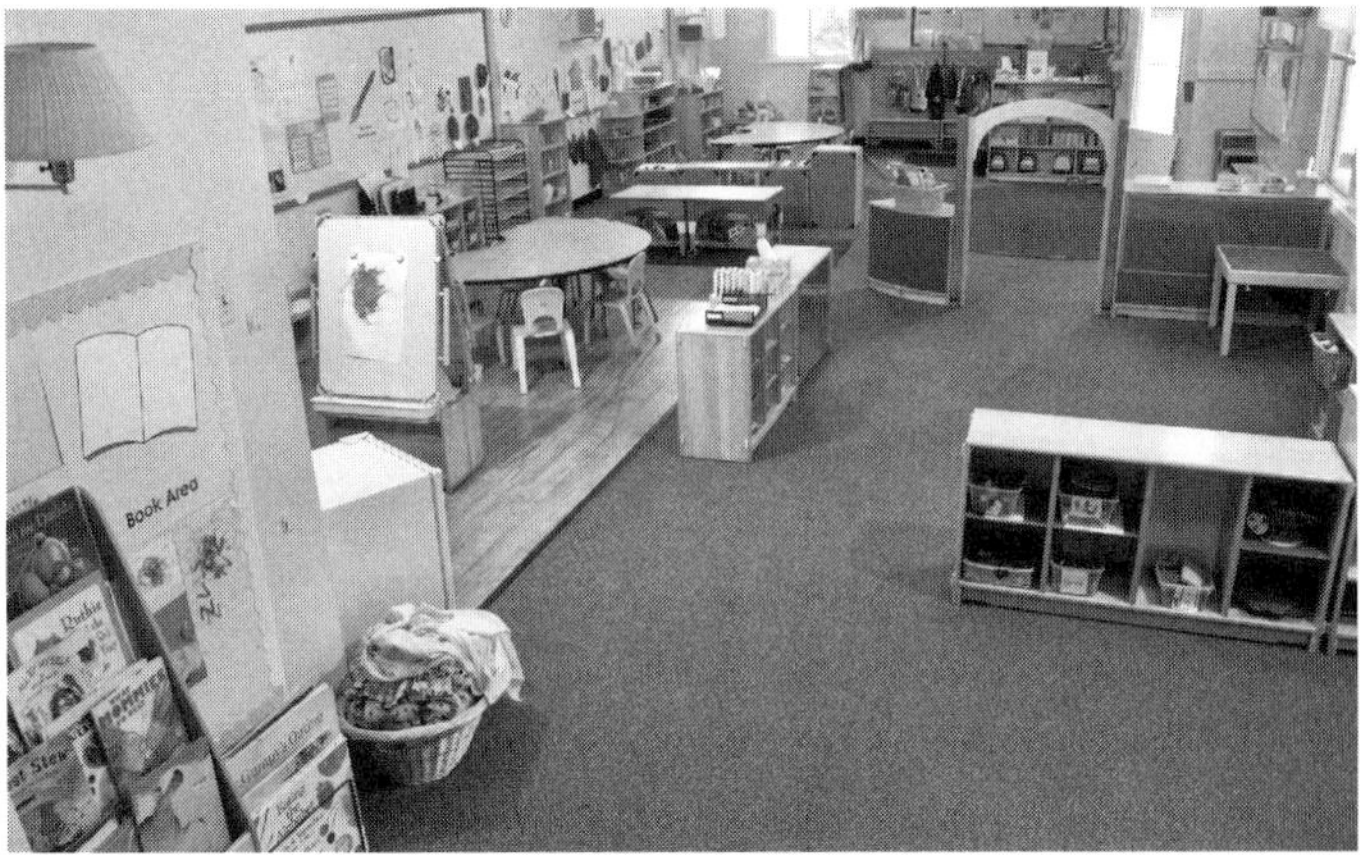

教室の様子　©HighScope Educational Research Foundation

い棚などで区切られている。教材は手が届くところに置かれている。棚にはラベルが貼られ、子どもが教材を探すこと、片づけることが容易にできる環境が整えられている。

教師は、子どもたちの家庭、文化、言語を反映した多様な教材を配置する。[38] これは「知識の資産」とも関連する。新しい教材を加えたときには、朝の会で子どもたちに報告する。それは、学習環境を予測可能にするためである。子どもたちが安心して安全に学び、一人ひとりの自立を促すものとなっている。学習環境には、教室内の環境および外遊びの環境がある。

ルーティン

先ほど紹介したように、1964年の時点では、ペリー幼稚園での一日はエリア遊びで始まり、それに加えて少人数のグループ指導と遠足があるのがルーティンであった。その後のペリー幼稚園と現在のハイスコープでは多少異なるところもあるが、ルーティンの重要性自体は変わっていない。ルーティンは、一日を予測可能にするとともに、バランスのとれたさまざまな経験と学習の機会を提供するのに必須である。

予測可能であることは、子どものかんしゃくなどを未然に防ぐ効果がある。子どもにとって、日々のルーティンは「安全で安定した育む関係（SSNR）」をつくり出す。とくに貧困家庭などでは、大人の働く時間が不規則で、子どもの起きる時間や寝る時間も不規則になったり、収入が不安定なために食事があったりなかったりと、一日のルーティンが定まらない場合がある。規則正しい生活を早い時期に経験することは、その後の学校生活での負担が和らぐことにもつながると考えられる。ハイスコープのルーティンでは、自由に学ぶ時間のほか、スキルを学ぶ機会が必ず盛り込まれている。これはレジリエンスを育む保護要因「セルフケアと健康的なルーティン」とも関係している。

ハイスコープのルーティンで最も特徴的なのは、Plan-Do-Reviewである。[39] 真ん中のDoは子どもが自由に遊ぶ時間である。これはかつてのエリア遊びと似通っている。その後カリキュラムが改良されるなかで、Doの前のPlan（もしくはPlanning Time）で、「今日は教室のどこで、誰と、どんなことをして遊ぶのか」を、少人数のグループに分かれ、15分ほど教師に報告するようになった。Planの時間は、子どもの年齢に応じて、子どもが楽しめるような工夫が必要である。携帯電話を順番に使って一人ずつPlanしたり、電車ごっこをしながら教室の各エリアを回り、一人ひとり興味のあるエリアで「下車」する際にPlanしたりする。たくさんのアイデアを集めた本もある。全員の順番を待たずに、Planした順にDoの時間に入る。これは、子どもの自己調整システムを考えると、「順番待ち」をすることが3、4歳児には一定の範囲で可能だからである。年齢相応に期待をすることで、子どもたちは自己コントロールの成功体験を味わうことができる。

次のReview（もしくはRecall Time）も、同じグループで15分ほど、Doの時間にどんなことをして誰と遊んだか、また、遊び始める前に立てた計画が変わった場合は、どう変わり、なぜ変わったかなどを報告する。子どもたちがただ自由に遊ぶだけではなく、遊んだ時間を振り返る機会を与える。Reviewの時間は、Planとは異なり、年齢に応じて、一緒に遊んだ子どもたちが共同で振り返り、報告することを促す。Reviewの時間も、子どもが楽しめる方法を用いる。

Plan-Do-Reviewは、子ども自身が計画を立て、実行し、大人や他の子どもたちと一緒に振り返るという一連の流れであり、意図のある遊びといえる。数年前、研究の一環としてハイスコープの教室を観察した際、子どもたちは立てた計画をどのくらいの率で実行するか、学生に記録してもらった。4歳児のクラスだったが、ほぼ100％であった。Plan-Do-Reviewの順で、毎日の遊びを経験することで、何をどうしたらどんな結果が出るのか立ち止まって考える力がつき、自己コントロール力の養成にもつながる。

図表4-5　活動内容を示すカード

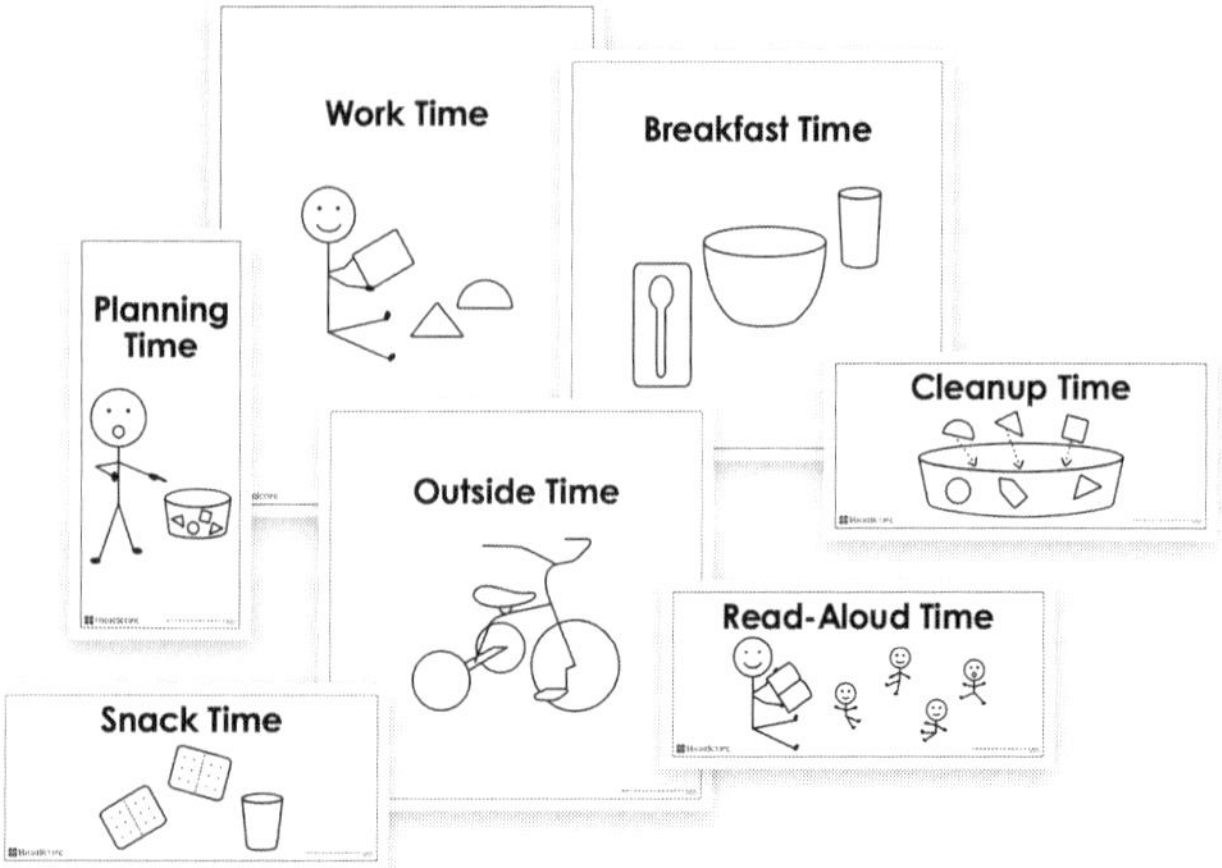

©HighScope Educational Research Foundation

ハイスコープの教室では、子どもたちの目の高さに、その日の活動を掲示する。図表4-5は、その際に使うカードである。Plan-Do-Review の順番以外は、教室や教師によって、活動内容は異なる。午前中だけのクラスでは、Nap time（お昼寝）はない。また、ペリー幼稚園とは異なり、少人数（Small group）以外にクラス全員（Large group）で行うアクティビティ（リズム遊びや本読みなど）がある。

アセスメント

継続的な子どものアセスメントもまた、ハイスコープ・カリキュラムの基本的な要素である。教師が継続的に、日常的な子どもとのやりとりや観察を通して、子どもの発達を測る評価ツールが使われている。

子どもたちの自然な遊びの様子から教師は観察をし、客観的なアセスメントを行う。教師はそうしたアセスメントをもとに、個々の子どもたちの得手・不得手を探り、次の日の学習計画に役立てることができる。計画は、必ず子どもの興味を中心に立てられる。

アセスメントでは、ペリー就学前プロジェクトの家庭訪問のデータ分析にも使われたCOR Advantageが活用される[図表4-6]。また、COR Advantageと並行して用いる、クラスルーム・コーチもある。クラスルーム・コーチはハイスコープのプログラムの質を評価するツールである。以前はProgram Quality Assessment（PQA）と呼ばれていたが、2019年に改訂版のPreschool Program Quality Assessment-Revised（PQA-R）が出版され、その後、クラスルーム・コーチと改名された。現在もミシガン州で主に使われている。この評価ツールは、教師たちの自己評価のほか、指導員が教師に助言する際にも使える。ただ、あくまで教師の実践をサポートするものであり、評価するツールではない。

クラスルーム・コーチは三つの領域からなる。①学習環境、②指導・学習習慣、大人と子どもの相互作用、そして③カリキュラム、計画、評価、ファミリー・エンゲージメント（学校と家族のつながり）である。個々の領域は、さらにいくつかの項目に分かれている。①学習環境は4項目、②指導・学習習慣、大人と子どもの相互作用は12項目、そして③カリキュラム、計画、評価、ファミリー・エンゲージメントは、タイトルの通り四つの項目から成り立っている。②指導・学習習慣、大人と

図表4-6　COR Advantageの項目[40]

学習へのアプローチ

主体性と計画性／教材を使った問題解決／振り返り

社会性と情緒の発達

感情／大人との関係構築／他の子どもたちとの関係づくり／コミュニティ／争いごとの解決

身体の発達と健康

運動技能／微細運動技能／パーソナルケアと健康的な行動

言語、読み書き、コミュニケーション

話すこと／リスニングと理解／音韻認識／アルファベットの知識／読むこと／本の楽しみと知識／書くこと

算数

数と数え方／幾何学、図形と空間認識／測定／パターン／データ分析

創造と工作

工作／音楽／身体の動き／ごっこ遊び

科学技術

観察と分類／実験、予測、結論を出す／自然と物理／道具と技術

社会

自己と他者の知識／地理／歴史

子どもの相互作用がクラスルーム・コーチの中心にあることは、項目の数からも明らかである。それは、ハイスコープのカリキュラムの中心であることも意味する。

アクティブ・ラーニング

ハイスコープの学びの輪の中心にあるのが、アクティブ・ラーニングである。

ハイスコープ・カリキュラムのアクティブ・ラーニングには、五つの要素が不可欠である。その要素とは、「材料」「実際に触って遊ぶ」「選択」「子どもの言葉と思考」「大人の援助」である。これらの五つの要素によって、遊びのなかに学びを盛り込み、子どもに学びの面白さを体験させることができる。

まず「材料」はオープンであること、つまり多くの使い方が可能であることが大切である。ワークシートのように、一つしか答えがないものはオープンではない。

次に、「実際に触って遊ぶ」ことが大切である。実際に手にすることで、五感を使い、くわしく学ぶことが可能になる。

三つ目の「選択」には、大人のサイズの選択（Adult-size choice）と、子どものサイズの選択（Child-size choice）がある。たとえば「片づけの時間」は、大人のサイズの選択である。一方、積み木から片づけるか、絵本から片づけるか、あるいは、明日も続けたいのであれば、「進行中」のサインを立て他の人の邪魔にならないことを確認するか、これは子どものサイズの選択である。子どもにチョイス（選択）とボイス（自分の意見）を与えることで、自分の言動に責任をとること、学ぶことへの自主性と意欲が芽生えると考えられる。大人でも同じであるが、人間は自分で決めたことのほうが、他人に言われたことよりも、頑張って続けるものだ。大人と子どもが主導権を共有することは、子どもの学習意欲を促進し、正常な認知発達と実行機能などの自己調整システムをも支援することになる。

四つ目の「子どもの言葉と思考」では、言葉を使って考えなどを伝えることを支援する。ただ黙々と一人遊びをするのではなく、ときには先生や友だちに説明したりすることも思考の充実につながる。それは、考えや経験や感情を整理することにも役立つ。

最後は「大人の援助」。大人は、子どもだけで学べる範囲から、さらに上の発達レベルに進めるよう手助けをする。答えを与えてしまうのではなく、質問をしたり、新しい材料を紹介したり、違う見方を促す語りかけをしたりする。

ハイスコープの質の高い幼児教育には、以上のすべての要素が大切で、どの要素も欠かせない。ペリー幼稚園でも、現在のハイスコープの教室でも、自由遊び（Do）の時間が60分あるのは、アクティブ・ラーニングのためである。実際に触って体験し、遊びを通して学ぶには、時間が必要なのだ。また、ただ自由に遊ぶのではなく、教師が子どもの遊びに参加し、質問することにより、遊びがより深く、有意義なものになる。そして、ペリー幼稚園ほど頻繁ではないが、現在でも遠足は大切な要素である。自由遊びや遠足によって、子どもたちに豊富な体験をもたせることもアクティブ・ラーニングの一つだ。

ハイスコープでは、子どもたちが自発的に選択することができる環境を整え、あらゆる方向の発達を支援する。また、幼児の場合はとくに、遊びを通して、感情や体験を言葉にする機会が大切にされる。ハイスコープの指導法は、認知発達や自己コントロール、大人と子どもの相互作用等の保護要因を促進することに加えて、安全で安心できる学習環境を提供する。そして遊びを通したアクティブ・ラーニングは、ＡＣＥやトラウマの理解と支援への手がかりとなるのである。

第5章

ACEを超えて
――思春期・青年期にできること

知ることが予防や治療につながる

第2章で述べたように、子どもの脳の発達は、5歳くらいまでが一番盛んである。そういう意味でも、ハイスコープのような、レジリエンスを育む保護要因を意識的に支援する質の高い幼児教育・保育は必須である。しかし、20歳を過ぎても、判断や決断を司る前頭前皮質は発達し続ける。思春期・青年期、また大人になってから、ＡＣＥを知り再トラウマ化の予防や治療に取り組んだとしても決して遅くはない。

アメリカには“Better Late than Never”という諺がある。日本語では「転ばぬ先の杖」「過ぎたるは猶及ばざるがごとし」「後悔先に立たず」という訳があてられることが多い。私自身は「遅れても、行動せよ」という意味だと解釈している。ＡＣＥは人生の軌道を左右する。しかし、ＡＣＥを理解することで、ＡＣＥの影響をコントロールすることができるのだ。“Name and Tame”（名前をつけることで、手なずける）である。ＡＣＥの理解が予防だけでなく治療にもつながるというこの発想は、ＡＣＥや小児期のトラウマの知識を広めるうえで一番大切なメッセージだと考えている。

この章では、第3章でふれたＯＵＰＩＥＣＥの取り組みについてさらに紹介し、思春期・青年期に何ができるか、私たちの青少年レジリエンス支援活動を通して伝えたい。

ポンティアック・レジリエンス計画

ＯＵＰＩＥＣＥの活動を通して、ポンティアックの子どもたちが体験しているトラウマに対する懸念をさまざまな観点から繰り返し耳にすることになった。そんなとき、思いがけず、ミシガンＡＣＥイニシアティブ（Michigan ACE Initiative：ＭＩＡＣＥ）の責任者に、ＡＣＥ研究のロバート・アンダのトレーニングを受けないかと勧められた。ミシガンＡＣＥイニシアティブは、ＡＣＥの認識をミシガン州全体に広めようとする取り組みで、ミシガン州医療保険協会財団が２０１６年に発足させたものである。幼児教育の観点からも、ＡＣＥや小児期のトラウマについてもっと勉強しなければと思っていた矢先のことであった。私はトレーニングに参加し、ミシガンＡＣＥイニシアティブのマスタートレーナーに認定された。そして、社会福祉士の同僚、ポンティアック出身の仲間たちとともに立ち上げたのがＯＵＰＩＥＣＥの「ポンティアック・レジリエンス計画」である。私たちは、市内の学校や図書館、教会などで、ＡＣＥとレジリエンスについて広く伝えていく活動を開始した。

ＡＣＥとレジリエンスの啓発活動は、まさに「知は力なり」という言葉を実証するものとなった。その効果は、私の想像をはるかに超えていた。

足の不自由な年配の女性。「私はもう何十年も身体の具合が悪いが、理由がわからなかった。入退院を繰り返していて、たぶん看護師の誰よりも長く病院で時間を過ごしてきたと思う」と語っていた。彼女はＡＣＥの話を聞いて、「やっと理由がわかった」という。不調の根底にはＡＣＥがある。そのことを理解した彼女は、地域のメンタルヘルスサービスを利用し、精神面の対処を始めた。

ポンティアックで20年以上勤務する警察官。「ドラッグや暴力、また貧困から脱出できずにいる家族をいくつも知っている。ＡＣＥの影響を知り、なぜ繰り返し問題を起こすのか、また、なぜ世代を超えるその連鎖を断ち切ることができないのか、わかったように思う。現象に名前がついたことで、対処する糸口が見えてきた」と興奮した。そして「私たち警察官は、何かが起こっていると察したら、たとえ朝3時でもその家のドアを蹴破って突入することもある。そんなとき、子どもたちは怯え、私たちを憎むかもしれない。でも次の日に子どもたちのところへ行き、こんな怖い思いをしたのは君たちのせいではないと伝え、彼らの支えになれたらどうだろう」と話した。彼は現在、ポンティアック・レジリエンス計画のトレーナーになると同時に、ポンティアック市教育委員会の委員長を務めている。

双極性障害と診断されてから、メンタルヘルスの大切さを知ってもらおうと全国を回っている地域健康協会の役員を務める女性。ＡＣＥの話を聞き、「これは私がずっと求めていた答えだ」と断言した。彼女は地域の少年院や養護施設の多くがポンティアックの子どもたちでいっぱいになっていることを示唆し、「子どもたちの将来のためにも闘わねばならない」と話す。ポンティアック・レジリエンス計画のトレーナーとして、教会などに、メンタルヘルス支援機関との協力を助言し、ACEのトレーニングにも携わっている。

家族を支援する非営利団体を立ち上げた女性。「ACEを知り、何かしなければと思い、この仕事を始めた。今の私を見る限りわからないと思うが、私はACEのもとで育った。犠牲者のままでいることは簡単だったが、自分と同じ境遇で育った、ACEの影響を受けたポンティアックの母親たちを助けなければと思った。彼女たちは公的な福祉を信用していないが、私が間に入って、支援できると思った。私と同じ経験をした彼女たちの人生がなぜ空回りしてしまうのか、どうしたら一歩を踏み出せるのか、知りたい」と語り、ポンティアック・レジリエンス計画のトレーナーになる研修に参加してくれた。先日、彼女の催しには1900人以上が参加したという。

ポンティアック・レジリエンス計画の枠組み

ポンティアック・レジリエンス計画の目標は、第1章で紹介した生物生態学的システムモデルをもとに、三つのレベルの入れ子構造で概念化されている[1]［図表5-1］。

一番内側には、レジリエントな子どもと青年がいる。次に、学校・園や家庭で彼らを取り巻くレジリエントな大人の存在がある。これは、第2章で紹介した「安全で安定した育む関係（SSNR）」

図表5-1　ポンティアック・レジリエンス計画の社会変革モデル[1]

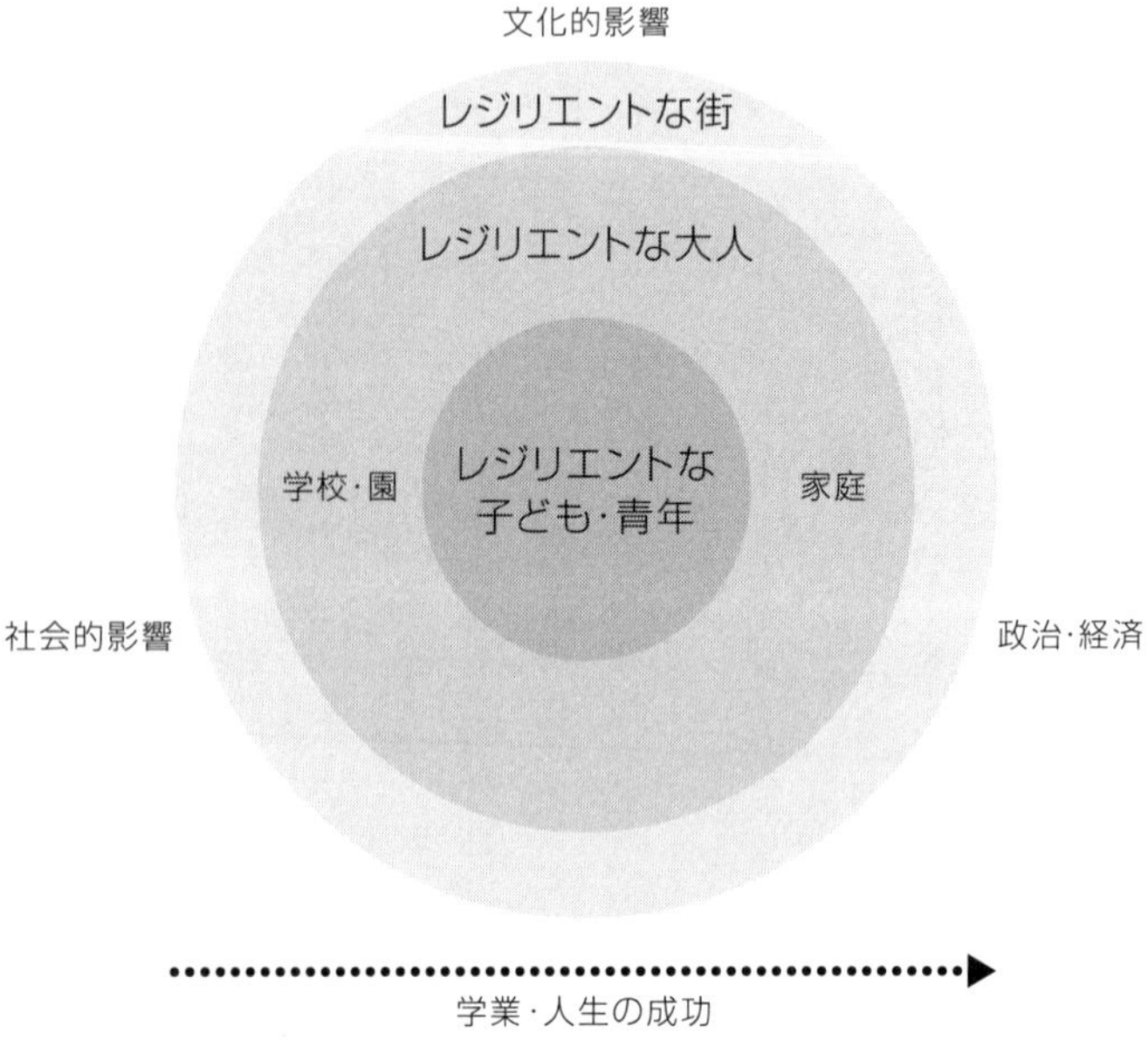

を提供する教員・保護者などがいてこそ、レジリエントな子どもたちが育つことを意味する。学校で嫌な思いをしたとき、親身になって話を聞いてくれる大人がいること、そしてその大人はどんなことがあっても自分の味方であると信じられることは、子どもたちのレジリエンスを培う力になる。しかし、助けてくれるはずの大人が、話を遮ったり、無視したり、かえって害を与える行動に出れば、レジリエンスを育むどころか、トラウマさえ与えかねない。

大人がレジリエントか否か、また、子どものレジリエンスを支援できるか否かは、必ずしも、大人の性格や人間性に起因するわけではない。大人の育った環境、現在の職場や人間関係のストレス、経済的なストレス、差別など、原因はいくつも考えられる。隣人や友人や親戚の助け、生活保護等の社会福祉、子どもの安全を考えた街づくり（公園・歩道）などは、図表5-1にあるレジリエントな街の要素の一つであり、レジリエントな大人を援助し、子ども・青年の発達に直接・間接の影響を与える。これらの三つのレベルは、生物生態学的システムモデルのミクロシステム、メゾシステム、エグゾシステムに相当する。

第3章で述べたポンティアックの抑圧と人種差別の歴史は、この三つのレベルを取り巻く社会的・文化的・歴史的・政治的背景である。これはマクロシステムにあたる。最近の例では、コロナ禍に伴う政策などが考えられる。マスク着用の義務づけ、学校閉鎖や再開などの判断は、大人の健康やストレスのみならず、子どもたちの学力や健康、精神面にも影響を与えた。図表5-1のあらゆるレベルが相互に作用し合い、子どもたちは学校や社会に貢献できる人材として育つのである。図表5-1の矢印が示すのは、ブロンフェンブレナーの言うクロノシステム(時間の経過)である。

より実践的な提案へ

ACEの啓発活動を始めてしばらくして、私たちは、学校関係者の参加が少ないことに気がついた。そこで、教会でのトレーニングに参加していたポンティアック学区の教育長の秘書にお願いして、教育長に会いにいった。その後、ポンティアック学区と共同で、保護者向けの集まりを催したり、学校に出向いて職員会議で話したり、社会福祉士と行動専門家(behavior specialist)の講習会を開いたりした。ポンティアック高校では教育長の意向で、全校集会と少人数での話し合いを60人以上のボランティアを募って行った。

ACEへの理解と関心が深まることで、この知識をどう活かせばよいのかという疑問も浮上した。教育者として、子どもたちのレジリエンスをどう支援すればよいのか、自分たちが今していることを土台に何ができるか、という意見も寄せられた。幼児教育の観点からACEと小児期のトラウマに取り組むことになった私にとって、これらの疑問は、レジリエンスを育む質の高い幼児教育・保育とはどういったものかを考える貴重なきっかけになった。私たちの啓発活動は、徐々に、科学的な知識を与えるものから実践的な提案へと変化していった。

高校生へのかかわりを始める

ポンティアック・レジリエンス計画を発足した翌年、ポンティアック学区の教育長から、ＡＣＥの啓発教育を高校レベルから始めてもらいたいとの要請を受けた。私の専門は幼児教育だが、一緒に活動する仲間たちは、高校教員やソーシャルワーカーとしての経験があった。また、ポンティアックで生まれ育っているため、地域の事情をよく理解していた。そこで、２０２０年に、一週間にわたる全校集会と小グループでの話し合いの場を設けてもらった。中学3年生から始めて、高校1～3年生の生徒たちと、ＡＣＥやレジリエンスについて意見を交換した。

すると、いくつかの小グループで似通った意見が出た。それは、「ＡＣＥと小児期のトラウマの話はとてもためになったが、あなたたちは、来るのが遅すぎた」というものだ。また、「いくら私たちが理解しても、親は変わらない」というものもあった。さらに、多くの生徒が、学校内で信用できる大人は一人もいないと語った。そのとき、私は、この生徒たちの力が必要だと思った。ＡＣＥを糧に、自分の人生だけではなく、次世代の子どもたちの人生をも変えていく力を彼らはもっている。同時に、ＡＣＥを理解することは、「親への非難」を「親の理解」に変えることにもなる。いや、そうならなければならない。親もＡＣＥの経験者である可能性があり、子育てをしたのはＡＣＥの科学が知られていなかった時代だ。生徒たちから「もっと話がしたい」「続けてほしい」といった声があがり、私たちは続行のための助成金を申請した。しかし、その２ヵ月後にコロナ禍で学校は閉鎖となった。

学校が再開された２０２１年、青少年の凶悪犯罪が増加した。私たちはポンティアックの高校に戻り、２０２０年に計画したビジョンの実現に向けて準備を開始した。それは、生徒たちが将来、ＡＣＥやレジリエンスの啓発と支援を担うコミュニティのリーダーとなっていくためのかかわりだった。ＮＥＡＲ科学に基づいた、「ミシガンＡＣＥイニシアティブ・コミュニティ・チャンピオン（Youth Michigan ACE Initiative Community Champion：ＹＭＡＣＣ）」だ。

Championには、「優勝者」という意味のほかに、「戦士」または「庇護者」という意味がある。ＡＣＥのコミュニティ・チャンピオンとは、コミュニティのため、ＡＣＥの啓発のために闘う者たちを指す。

２０２２年初夏に６週間の試験的な活動を行った後、その年の秋に、夏からの３人を含む10人の生徒で再編成した。高校のソーシャルワーカーを通して参加者を募集したところ、通常なら「リーダー養成」のようなプログラムに応募してこないであろう生徒たちが集まった。

ＹＭＡＣＣにはサポートグループとしての性質ももたせたことから、生徒たちは友人やきょうだいをそこに連れてきた。すべての生徒にACEがあったが、Children's Hope Scale[2]を用いて評価したところ、多くの生徒はしっかりとした社会的支援ネットワークをもっていた。両親と住んでいる生徒は一人もいなかったが、片親、叔父・叔母、祖母、また友人などからの支援を得ていることがわかった。

YMACCの活動

YMACCの掲げた趣旨は三つである。まず、ACEとレジリエンスについて生徒に知識を与えること。次に、生徒の声を中心に据えること。そして、生徒がポンティアックのYMACCとして、同世代の若者たち、そして親やコミュニティの大人たちをリードできるようにすることだ。YMACCは、レジリエンスを育む保護要因に焦点を当てながら、年間を通して週に1時間の活動を行った。

まず、生徒たちは毎週、ACEとレジリエンスについて、短いながらも深く学ぶセッションに参加した。このセッションでは、第2章で紹介したNEAR科学を高校生向けにわかりやすく説明した。これらのセッションの後には、ペアシェアリング（学んだことや感じたことをペアで共有する）、ビデオクリップ、ボードゲーム、手人形、日記、オンラインのクイズなど、双方向的で若者向けのアクティブ・ラーニングが行われた。

ＮＥＡＲ科学に関するセッションとフォローアップ活動の後、生徒たちに、この情報を友人や家族にどのように伝えたいかを尋ねた。生徒たちはアイデアを出し合い、「ＴＥＤトーク」を作成することで意見が一致した。といっても、本当にＴＥＤのプラットフォームで動画を公開するわけではなく、ＴＥＤトークをイメージしたプレゼンテーションを自分たちでつくってみよう、ということだ。

その後数回のセッションで、生徒たちはプレゼンテーションの題材について話し合った。題材は、ＡＣＥに関連するストレス、うつ、ＡＣＥとレジリエンス、自傷行為、摂食障害などが提案された。最後に、ＡＣＥについて学んだことと結びつけ、インターネットでリサーチを重ね、自分の選んだ題材への理解を深めた。付録5に、ＹＭＡＣＣが「ＴＥＤトーク」を作成するのに使ったプランニング・シートがある。最終的は、彼らは自分たちのプレゼンテーションを、高校のマスコットキャラクターである不死鳥にちなんで「フェニックス・トーク」と呼ぶことにした。大人は、生徒たちのリードにしたがってフェニックス・トークづくりを支援した。[1]

そしてこの取り組みは思わぬ機会に恵まれた。２０２３年、ハーバード教育大学院の会議で、フェニックス・トークを発表することになったのだ。この会議は、Alumni of Color Conference（ＡＯＣＣ）と呼ばれるもので、構造的人種差別への反対を示したり、社会正義を貫くための研究や企画を、ハーバード教育大学院の学生と卒業生が中心となり報告し合う場である。卒業生である私が試しに応募したところ、YMACCの企画が選ばれたのだ。

ポンティアック教育委員会は、ハーバードで開催されるこの会議で発表する生徒7人（アフリカ系アメリカ人女性5人、アフリカ系アメリカ人男性1人、ヒスパニック系／ラテン系男性1人）と付き添い2人に対する資金援助を承認した。今まで支援してくださった教育長、また生徒たちの興奮は大変なものであった。もちろん、私たちも喜んだ。

ハーバードでの発表が決まった当初、YMACCのミーティングに「熱心に」参加していなかった生徒や、規律の面で問題のある生徒の参加に懸念を示す学校関係者もいた。ポンティアック学区には、学力が低く、非行に走る生徒も多い。そうしたなかで、生徒への期待を低くすることはできない、全生徒に責任ある行動を期待すべきだし、その期待に応えられない生徒にハーバードでの発表という「ご褒美」を与えるわけにはいかない、というのだ。トラウマセンシティブでレジリエンスインフォームドな学校環境をつくることの難しさを痛感する瞬間だった。

もともとが、ACEのなかで育った生徒たちである。私たちは、これは期待の問題ではなく、人生を変えるようなチャンスだと主張した。ほとんど全員が飛行機に乗ったこともない彼らが、全米ナンバーワンのハーバード大学で発表できるのだ。結局、オークランド大学の教育学部長室と人間発達・幼児教育学部がマッチング・ファンドを提供してくれ、全員の参加が無事承認された。

会議の当日、生徒たちはまず、ハーバード大学第一世代グループ（大学に行くのが家族で初めての学生たち）のパネルディスカッションに参加した。そして、貧困家庭の出身でありながらハーバード大学に合格し、キャンパスライフを送る学生の経験について学んだ。「年間8万ドル（約1200万円）の授業料のうち、いくら自己負担していると思う？」と、ハーバードの学生がポンティアックの生徒たちに聞いた。その答えが「0ドル」とわかると、生徒たちは驚きを隠せなかった。

その後、生徒たちはポンティアック出身のハーバード大学学長（当時）ラリー・バコウ氏と、同学長のチーフ・オブ・スタッフ、教育学研究科長と面会した。バコウ学長は生徒一人ひとりに、住んでいる地域と、家の前の通りの名前を含めた自己紹介を求めた。そして生徒たちにポンティアックの思い出話をし、自分もポンティアックを思いやる一人だということを強く印象づけた。生徒たちは、ハーバード大学の学長になるまでの道のりを尋ねた。バコウ学長は生徒たちに、人生がもたらすチャンスを恐れず掴み取るよう助言し、人生には思いがけないことが起こる、自分の通った「人生」は、振り返って初めて見えてくるものだと伝えた。[4]

フェニックス・トーク本番

「We Hear You: Sharing the authentic voices of Pontiac youth（ポンティアックの若者たち

の本当の声を共有する)」と題した生徒たちのフェニックス・トークがその日の午後に行われた。事前に録画したプレゼンテーションを観客に向けて再生する前に、各生徒が自分自身のことと選んだトピックを紹介した。彼らは、YMACCに参加したきっかけや、自分にとってこのグループがどういう意味をもつかを話した。その活動が自分自身や他者をよりよく理解するためのツールを与えてくれたこと、そして"What's wrong with you?"ではなく、"What happened to you?"と問いかけるために立ち止まって考えることを学んだことを話した。

プレゼンテーションの間、生徒たちは自由に観客に意見をぶつけた。同行を望む家族もたくさんいたが、そのための経済的支援を提供することはできなかった。しかし、ある生徒の父親は、息子の発表を見るために、祖母と2人のまだ幼いきょうだいとともに、吹雪のなかをポンティアックからボストンまで車を走らせてきてくれた。晴れた日でも12時間以上かかる道のりである。この生徒は、プレゼンテーションの最中、自分の胸を叩いてから父親を指さし、父親がいかに自分の支えであるかをジェスチャーで示した。私たちは、生徒たちが誇らしく、涙を流した。

発表の後、生徒たちは、自分たちの声が届いたと感じたと報告した。ある生徒は「話を聞いてもらえた気がした……もう自分は、単なる、ポンティアックの貧しい子どもじゃないんだと思った」と話してくれた。[13]

思春期・青年期にできること

ＹＭＡＣＣの成功を振り返るとき、いくつかの要因が思い当たる。

まず、ＮＥＡＲの知識である。ＮＥＡＲの知識は、生徒たちが、みずからの脳や身体に「何が起こったのか」を理解し、思考・行動・言動をコントロールすることを助けた。ＹＭＡＣＣに参加した生徒たちは、簡単に「キレる」友人に腹を立てるのではなく、その友人に何が起こったのだろうかと考えるようになったという。思春期・青年期では、意思決定を司る前頭前皮質が発達途上である。ＡＣＥがあってもなくても、このように立ち止まり、考えられるということは、自己調整システムの発達に意識的に取り組むことにつながる。

ＮＥＡＲの知識は、レジリエンスを育む保護要因である「トラウマの理解」とも重なる。ＹＭＡＣＣの生徒たちは、「ＡＣＥと小児期のトラウマ」というサポートグループの題材に興味をもった。彼らはリーダーシップ・プログラムに志願してきそうな、典型的な優等生ではなかった。しかし自分の逆境を理解し、それを強みにすることで、自分たちの「声」を見つけることができた。

次に、大人との信頼関係である。思春期・青年期には、大人が信用できなくなる状況が多々ある。ＹＭＡＣＣでも、「授業中に音楽を聞きながら数式を解いていたら、いきなり怒鳴られ、赤点をくらった」とか、「生徒の言い分をまったく聞かないし、理解しようとしない」といった教師の悪口が飛び交った。一年を通してゆっくりと進行するサポートグループでは、大人との信頼関係を築くことができた。前にも述べたように、YMACCで生徒たちを募集したのはポンティアック高校のソーシャルワーカーだった。1000人近い生徒に一人で対応している彼女がすでに生徒との関係を築いていたため、他の大人たちもすぐに生徒の信頼を得ることができた。ミーティングの際、生徒たちの好物であるサンドイッチやピザやタコスなどを提供してあげられたことも、生徒たちをグループにひきつける理由となった。

最後に、アクティブ・ラーニングである。選択肢と決定権を生徒たちに与えるアプローチは、アクティブ・ラーニングを促し、生徒たちの意欲をかき立てた。また、時間をかけてじっくりと学ぶことで、NEARの知識が信念となり、行動につながった。これはハイスコープのアプローチでもある。

アクティブ・ラーニングの一環として、ペリー幼稚園の家庭訪問でも使われた「遠足」も取り入れた。私たちは、ハーバードへの旅を社会見学と知識向上の機会として有意義に使わねばと思った。そこで、生徒たちと話し合った結果、客演指揮者アンドレ・ラフェルを迎えてのボストン交響楽団（BSO）の演奏会に行くことになった。交響楽団の演奏会に行くのはみな初めてであった。BSOの「喪失、代償、希望の声」フェスティバルの一環であるこのコンサートは、暗殺された19世紀のアフリカ系アメリカ人の教育者であり公民権運動家オクタヴィウス・カトーについてのオラトリオだった。それはポンティアックの人種差別の歴史と重なった。長い一日だったにもかかわらず、生徒たちはコンサートの間中、じっと音楽に聞き入った。生徒たちは、オクタヴィウス・カトーについてのくわしい情報を自主的にインターネットで検索し、後で私たちに共有してくれた。

生徒たちは今、ポンティアック・レジリエンス計画の社会変革モデルの真ん中の輪に片足を踏み入れている。そして、高校生であるＹＭＡＣＣが中学生の支援にあたる準備をしている。自分が中学生だったときを思い出し、ＮＥＡＲの知識をどのように伝えるか、模索している最中だ。

ポンティアック・レジリエンス計画の展望

２０１７年にポンティアック・レジリエンス計画が発足したとき、この地域のほとんどの人はＡＣＥという言葉を聞いたことがなかった。公立図書館、診療所、学校、教会など、地域全体でレクチャーや研修を行うにつれ、ＡＣＥとその長期的な影響に関する話が、地域の人々の心に強く響くことが明らかになった。こうしてこの活動は、地域レベルのパートナーシップとして始まり、即座に私たちＯＵＰＩＥＣＥの中核プロジェクトとなった。

パンデミックが発生したとき、地域社会が迅速かつ効率的に団結して助け合う光景がしばしばみられ、地域の絆の強さが明らかになった。オークランド大学の校舎も、食料やマスクなどの必需品の供給と配布の拠点となった。ポンティアック学区も、ノートパソコンを全家庭に配った。

こうした支援にもかかわらず、コロナ禍は若者たちを含む多くの住民のトラウマを悪化させた。ポンティアックでは若者の暴力が急増した。国および州政府の多くの資金が、生徒のメンタルヘルスと社会的・情緒的学習（Social Emotional Learning：SEL）に割り当てられるようになった。しかし、「傷ついた生徒を治す」ことが目的になってはならない。ポンティアック・レジリエンス計画は、より大きなシステムのなかで、また制度的不平等や歴史的人種差別のなかで、ACEと小児期のトラウマを批判的に検討するものである。

ポンティアックの問題はポンティアックに特有かもしれないが、どの社会にも偏見や差別は存在する。この本を執筆している2023年現在、関東大震災100年の記事を目にする。井戸に毒を入れた等の中傷を受け、差別され殺された朝鮮人・韓国人の話を、ポンティアックの差別の歴史と重ねて読んでいる。若者に力を与えるためには、自分に起こったことは個人のせいではなく、大きなシステムの結果であることに気づかせる必要がある。若者たちが関係性に基づいた参加型の取り組みの一部となり、トラウマに配慮した生産的な市民となる方法について家族や仲間から学び、伝え、内側からの変化がマクロシステムまでも届くことを期待している。

ＡＣＥの啓発活動の注意点

ＡＣＥの啓発活動には、いくつか注意点がある。

先日、知り合いのＡＣＥトレーニングに参加した。参加者はみな、ＡＣＥの脅威を知り、ＡＣＥの知識をどう広めたらよいか、真剣に話し合っていた。参加者の一人は、大学1年生の必修科目を教えている教員の知人に頼んで、学生全員にトラウマについて小論文を書かせたらどうかと提案した。また別の参加者は、自分は看護師なので、今後、クリニックに来る患者全員にＡＣＥの質問票に答えてもらおうと思うと話した。

ＡＣＥの啓発に意欲的なのは大変うれしいことだ。だが、ＡＣＥやトラウマの話題にふれることは、人によっては、感覚的・情緒的トリガーとなる可能性があることを念頭に置く必要がある。

何年か前、他のトレーナーが、ポンティアックの高校教員の研修のため、ＡＣＥのドキュメンタリー映像を見せた。ＯＵＰＩＥＣＥでも使っているドキュメンタリーなので、それ自体は問題ではなかった。その際、涙を流しながら部屋を出ていった教員が二人ほどいた。にもかかわらずそのトレーナーは、ただドキュメンタリーを見せるにとどまった。次の日、フォローアップに来てほしいとの要請がＯＵＰＩＥＣＥにあった。私たちは、教員らの疑問に答え、教員自身のＡＣＥや二次的外傷(secondary trauma)の認識と対処について話し合った。

先の看護師のように、個人のACEスコアを集計するという案もよく聞く。しかし、はっきりとした意図なくACEスコアを探ることは勧められない。ロバート・アンダも、質問票を個人のACEを調べることに使うのは間違いだとしている。[5] ACE研究は、ACEの数がのちの人生において、さまざまな否定的な結果を誘発する可能性があることを示した。しかし、これは17万人のデータをもとにした統計的な結果であり、個人の結果ではない。また、保護要因等の影響が考慮されていない。むやみにACEスコアを探ることは、不要であるだけでなく、レジリエンスの育成を妨げる要因にもなりかねない。

最後の注意点は、教育者に対してである。教育者の多くは、子どもたちのACEやトラウマには理解を示すのに対して、親には手厳しい。「あそこの親は、子どものことで連絡しても、まったく返事がない。どうなってるんだ」とか、「あの家庭は常識がズレている」とか、「あそこは文句ばかり言うが、実は子どものことに無頓着だ」など、親のさまざまな事情、たとえばACEやトラウマ、ストレス等がある可能性を考慮していないことがある。文化的な考えの違い、差別への防衛本能、学校への不信感など、さまざまな見えない意図を見過ごしてしまう。"What's wrong with you?"ではなく、"What happened to you?"と問うのは、子どもだけのことではない。

今後の保育・教育のあり方

ＡＣＥはあってはならない経験である。幼児教育に携わる者としては、ＡＣＥの啓発と予防は最優先である。ポンティアック・レジリエンス計画のように、ＡＣＥの活動は、ミクロからマクロまであらゆるレベルでの取り組みが必要となる。そのためには、コミュニティとの連携・協力が不可欠だ。トラウマセンシティブでレジリエンスインフォームドな教育現場は、教職員だけではなく、家族や地域の人たちみなの責任でつくられる。アフリカの諺にもあるように、"It takes a village to raise a child"（子育ては村をあげてするもの）なのだ。

教育現場で子どもと携わる大人全員がＮＥＡＲ科学を知り、トラウマを理解し、レジリエンスを育む保護要因を支援することで、ＡＣＥやトラウマを防止するとともに、ＡＣＥやトラウマをすでに被った生徒が、一貫して「安全で安定した育む関係（ＳＳＮＲ）」を経験し、学習することができる。その際、どの子どもがどんなトラウマを経験しているか、必ずしも知る必要はない。トラウマセンシティブでレジリエンスインフォームドな教育は、Universal Design for Learning（ＵＤＬ）と同様、ＡＣＥの有無に関係なく、すべての子どもたちに有効なものなのだ。

ＡＣＥは基本的には家庭内のトラウマである。しかし、学校との連携によって家庭のトラウマを予防することも、またレジリエンスを培うことでその影響を和らげることも可能である。[6]気づいてあげられる教師の立場、そして役割は重大である。同時に、家庭も学校でのトラウマを指摘し、子どもを守る役割を担わなくてはならない。家庭と学校の連携が重要なのだ。連携のあり方の一例として、ペリー就学前プロジェクトでも導入された家庭訪問とその狙いを参考にしてほしい。

日本には、「思いやり」という素晴らしい概念があるが、トラウマセンシティブでレジリエンスインフォームドな保育・教育とは、思いやりの保育・教育といえるのではないかと私は思う。ただ、私たちは、意識をしないと、誰にでも同じように手を差し伸べることはしない。また、どの社会にも弱者と強者がおり、弱者の声はなかなか届かない。トラウマやレジリエンスの「メガネ」をかけて、今まで気づかなかった、自分や他人の言動が気になるようになってきたら、それは一歩前進だと思う。

おわりに

ポンティアック・レジリエンス計画をともにリードするシャーナ・ブームガード、ココ・モルダーと私は、これまで数え切れないほど一緒に、ACEとレジリエンスについての研修を行ってきた。研修は、ACE研究のロバート・アンダ率いるACEインターフェイスが用意したスライドに、マインドフルネス、二次的外傷、セルフケア、自己調整システム、ACE研究には含まれない小児期のトラウマ、そしてレジリエンスを育む保護要因などを付け加えて行っている。

ある日の研修で、シャーナが、金継ぎをした茶碗の写真を示して参加者に説明した。器にひびが入っても、修復することは可能だ。ただ修復するだけではない。そのひびに金を継ぐと、さらに美しい茶碗になるのである。これは、ACEやトラウマを経験したからといって、「傷物」になったわけではなく、そうした経験があるからこそ、強くなれたり、誰かに貢献できるということを意味する。素晴らしい比喩だと思った。

この比喩は、第1章でふれたサナエさんにもピッタリだと思う。彼女はACEに屈することなく、シングルマザーとして、今はアメリカで二人の子どもたちを立派に育てている。子どもたちの日本語と日本文化への理解を維持することを心がけ、夏休みには、毎年日本に帰るようにしている。6月にアメリカの学校が休みに入ると、夏の一ヵ月間だけ、子どもたちを日本に住む母親の家の近所の学校に体験入学させ、週末には補習校にも通わせている。サナエさんはあまり日本語ができない。そのせいで、補習校への入学は難しいと言われたが、一生懸命学校側と交渉した。日本人の友人や親戚の力を借りて、子どもたちへの日本語教育を継続している。周りの人たちの温かい支援は、彼女のレジリエンスを実感させる。

私の比喩はビタミンDである。最近、ビタミンDの偉大な効力を知った。骨の健康や免疫力向上、うつ、認知症、多発性硬化症、心臓病の予防など、ここには書き切れないほどだ。年をとると身体にガタがくる。問題が生じてからでは遅いのかもしれないが、"Better Late than Never" である。前々からビタミンD不足だと医師に言われていたので、毎日摂取することにした。娘にも今から勧めている。

ACEはビタミンDの真逆である。ACEや小児期のトラウマが、非常に多くの社会問題や健康問題と深く関係している。ビタミンDの効力が書き切れないように、ACEの悪影響も書き切れない。ACEトレーナーとして、また幼児教育の研究者として、私は、ACEにとってのビタミンDを探し求めている。この活動は、若者の育成に携わる人たちの認識を変えるにとどまらず、社会の考えや価値観、政治や教育制度の変革をも促す。今の時点では、ACEにとってのビタミンDは、

ＡＣＥとトラウマの影響を理解し、レジリエンスを育む保護要因を温かく支援してくれる大人と、その大人たちがつくる、正しい知識に則った、優しい社会だと信じる。

＊

この本を執筆するにあたって、たくさんの方の手助けをいただいた。

まず、執筆依頼をいただくきっかけとなったＡＣＥの講演会にご招待くださった公益社団法人子どもの発達科学研究所の所長で主席研究員の和久田学先生に感謝する。私がハイスコープの研究所長をしていた頃、和久田先生がハイスコープを見学にいらしたことから交流が始まった。ハイスコープとＡＣＥ、両方の知識が日本に普及することに少しでも貢献できれば光栄に思う。

次に、第1章に登場する親友のサナエさんには、彼女の話を書くことを快諾してくれたことに深謝したい。彼女がいたからこそ、ＡＣＥというテーマにめぐりあえたと感じている。

ＡＣＥや小児期のトラウマについて身をもって教えてくれた、ポンティアックの人々。とくに、ＯＵＰＩＥＣＥとポンティアック・レジリエンス計画の活動を一緒に行っているシャーナ・ブームガードとカネキア（ココ）・モルダーからはたくさんのことを学んだ。彼女らは私の最も信頼できる友人であり、同志だと思っている。また、ミシガンＡＣＥイニシアティブのマスタートレーナーになるよう誘ってくれたミシガン州医療保険協会財団の代表リサ・ファーナムは、私たちの活動に期待し、助言し続けてくれている。現在私の所属するオークランド大学とポンティアック市との深い協力関係は、２０２４年でちょうど10年になる。活動の足場を築いてくれたことに感謝する。

ハイスコープ教育研究財団に在籍中、質の高い幼児教育について、たくさん考え、討論し、学ぶ機会をいただいた。２０１６年に財団を離れた後もコンサルタントとして、共同研究を続けさせていただき、ハイスコープについての講演を一任してくれたことは本当にありがたいと思っている。とくに、私の博士課程の学生となった評価研究部長のジル・クラクストンや、ハイスコープの代表を辞してからも私の研究を指導し続けてくださったラリー・シュワインハートには感謝し切れない。二人とも、本書にあるペリー就学前プロジェクトの家庭訪問の共同研究者である。ハイスコープに関する図や写真を使うことを許可してくださった現代表のアレハンドラ・バラザにもお礼を述べたい。

本書は、私にとって初めての本である。そのうえ、英語を使う生活が長く、日本語で何かを書くことは、手紙やメール以外、ほとんど無縁だった。そんな私の初稿を添削してくれた母と、母の直した部分をワープロに起こし、送ってくれた父に感謝する。母の好意的な批評には勇気づけられた。また、この本だけでなく、あらゆる状況で「この日本語見てくれる？」と突如意見を迫るメールに、幾度となく返事をしてくれた夫にも、この場を借りてお礼を言いたい。

一番お世話になったのは、言うまでもなく、日本評論社の木谷陽平さんである。2020年に執筆のお話をいただいたにもかかわらず、なかなか筆が進まず、今になってようやく書き上げることができたのは、木谷さんの根気と励ましの賜物である。わかりづらい部分を指摘してくださったり、理解可能な日本語になるよう手直ししたりしてくださった。"Last but not Least"、深く感謝したい。

2024年1月　若林巴子

付録

付録1　共同調整(Co-regulation)を育むゲームやアクティビティ

1　ごっこ遊び	ごっこ遊びでは、誰がどの役割を担うかなどを話し合う。想像力も必要とする。 ・予備知識：本、遠足やビデオ等で、子どもたちに十分な知識を提供する。 ・材料：さまざまな遊びの素材を用意することで、子どもたちは多彩な遊びを生み出す。また、利用可能な素材を柔軟に使う。 ・Plan-Do-Review：遊びを企画し、自由に遊び、その後振り返ることで、自制心(Inhibitory Control)、ワーキングメモリ、認知柔軟性(Cognitive flexibility)を養う。
2　ストーリーテリング	ストーリーテリングでは、筋書きの複雑さが増すにつれて、自己調整が必要になる。 ・グループ・ストーリーテリング：誰かが話を始め、そこに一人ずつ付け加えていく。追加する部分がそれまでのストーリーと合うように調整する必要がある。そのため、注意力、自制心、ワーキングメモリ、認知柔軟性が養われる。 ・ストーリーアクト：話の内容を演技で伝える。そのためにはストーリーを理解する必要がある。勝手に自分のストーリーをつくる衝動を抑制する。
3　音楽と運動	音楽と運動では、特定のリズムに合わせて身体を動かす。 ・フリーズ(Freeze)ダンス：音楽が止まったら動きを止める。音楽が流れている間、教師の言葉に合わせ、遅く動いたり、早く動いたりする。自制心とワーキングメモリを養う。 ・言葉や動作を繰り返す歌：繰り返すと同時に、新しい部分を付け加えるものもある。ワーキングメモリと認知柔軟性を養う。 ・言葉と動作が相反するゲーム：「頭」と言ったら「足」を指す、など。動作の制御、ワーキングメモリ、認知柔軟性を養う。
4　その他のゲーム	パズル、マッチングゲーム、石けり、ボードゲーム、料理等。

Center on the Developing Child at Harvard University：Enhancing and practicing executive function skills with children from infancy to adolescence. 2014.
(https://developingchild.harvard.edu/)

付録2　「知識の遺産」を理解するワークシート

このワークシートは、子どもが家庭から教室に持ち込む「知識の資産」を理解するための質問票です。保護者に渡すか、保護者と子どもに一緒に書き入れてもらい、教室の学習プランの作成に役立てましょう。

わが家の「知識の資産」

分類	わたし と かぞく
出身地	
言語・方言	
職業	
趣味・特技・スポーツ	
伝統・習わし	
育児	
家事の分担・当番	
近しい家族	
家族旅行	
教育の理念・目標	
仲良しの友だち	
好きな食べ物・嫌いな食べ物	
好きな諺	
好きなゲーム、おもちゃ	

González, N., Moll, L,C. Amanti, C.(eds).: *Funds of knowledge: Theorizing practices in households. communities. and classrooms.* Lawrence Erlbaum Associates Publishers. 2005.

チェックリストを記入するうえで、どのような思いや感情がよぎりましたか？

職場や家庭でどのようなサポートがありますか？ また、必要ですか？

健康を保つためにどのようなセルフケアを心がけていますか？ または、必要だと思いますか？

セルフケア計画を立てましょう。

American Institute for Research: Trauma sensitive schools training package. National Center on Safe Supportive Learning Environments, 2023.

セルフケア計画

セルフケアには3つのステップがあります。

①気づき：自分のストレスレベルに気づく。ネガティブな思考を回避するよう心がける。助けが必要な場合は、それにまず気づくことが大切です。

②バランス：仕事、私生活、家庭、休息等、あらゆる観点からバランスを求めることで、ストレスを回避し、生産性が高まります。

③つながり：同僚、友人、家族、生徒や生徒の家族、地域社会とのつながりを築くことは、最も強力なストレス解消法です。

レジリエンスの要素を考慮に入れて、セルフケア計画を立てましょう。

レジリエンスの要素	現在心がけていること	今後さらに心がけること
身体の健康 ・栄養 ・運動 ・睡眠		
心理・情緒的健康 ・メンタルヘルス ・マインドフルネス		
頼れる家族・友人・ 同僚とのつながり		
その他		

付録3　セルフケア計画を立てる

幼い子どもの保育·教育は責任が重大です。また、ACEやトラウマを負った子どもの面倒をみたり、自分自身のトラウマがトリガーされる状況に陥ったりすると、ストレスは増加します。二次的外傷性ストレスのチェックリストを使って、セルフケア計画を立てましょう。

二次的外傷性ストレスの警告サイン·チェックリスト

下の項目がどのくらい当てはまりますか?
3＝当てはまる　2＝どちらとも言えない　1＝当てはまらない

3	2	1	仕事に関する夢／悪夢を見る
3	2	1	生徒のトラウマ体験の話が頭から離れない
3	2	1	仕事と私生活の境界(バウンダリー)を保つことが難しい
3	2	1	慢性的な疲労感がある、それに伴い身体の調子が悪い
3	2	1	自分の人を助ける能力、自分のしていることに意義を感じない
3	2	1	職場や家庭で人間関係の衝突が増えている
3	2	1	他人に共感したり優しくできない
3	2	1	威圧感に押しつぶされそうになる
3	2	1	怒りを感じたり、文句が多くなる
3	2	1	自分の仕事の質が低いと感じる
3	2	1	困っている人に手を差し伸べる気が起きない
3	2	1	以前は楽しかった友だち付き合い、遊びや場所を避けている

付録4　トラウマのメガネ

トラウマセンシティブな大人は、トラウマを被った子どもたちの行動や反応を、NEAR科学を考慮に入れて理解することができます。下の表に、「トラウマのメガネ」を外した場合に見える子どもの問題行動が、「トラウマのメガネ」をかけた場合にどのように見えるか、考えて書き入れてください。

「トラウマのメガネ」を外した場合	「トラウマのメガネ」をかけた場合
例：人をうまく利用する	例：過去にうまくいった方法でニーズを満たす。生き残るために必要なことをする。
①怠け者	
②反抗的	
③やる気がない	
④人を馬鹿にした態度をとる	
⑤過度に注意を引こうとする	
⑥協調性がない	

答えの例：①何をすべきか、決定するスキルがない。あるいは、Fight, Flight, FreezeのFreezeの状態。②過去の経験から、他人に対して不信感を抱いている。あるいは、Fight, Flight, FreezeのFightの状態。③Fight, Flight, FreezeのFreezeの状態。④脅威、あるいは危険を感じ、コントロール不能に陥っている。⑤孤独を感じて、つながりを求めている。⑥過去の経験から他人が信じられなくなっているため、人とつながりをもつのが怖い。

American Institute for Research: Trauma sensitive schools training package. National Center on Safe Supportive Learning Environments, 2023.

付録5　プレゼンテーション作成のためのプランニング・シート

トピック

構想を練る

1.

2.

3.

NOTES:

グラフやイラストのアイデア

1.

2.

3.

NOTES:

アウトラインと台本を考える

今日のタスクに集中し、残りは後に回しましょう!

35—Infant-toddler curriculum. HighScope.（https://highscope.org/our-practice/infant-toddler-curriculum/）

36—Epstein, A.S.: *Essentials of active learning in preschool. 2nd edition.* HighScope Press, 2014.

37—Evans, B.: *You can't come to my birthday party : conflict resolution with children. 2nd edition.* HighScope Press, 2016.

38—Epstein, A.S.: *HighScope preschool curriculum.* HighScope Press, 2012.

39—Vogel, N.: *Making the most of plan-do-review.* HighScope Press, 2001.

40—Epstein, A.S., Marshall, B., Gainsley, S.: *COR Advantage.* HighScope Press, 2016.

第5章

1 — Wakabayashi, T., Boomgaard, S., Moulder, C. et al.: PontiacStrong: Building youth resilience through school-community-university partnerships. *Journal of Trauma Studies in Education.*（accepted）

2 — Snyder, C.R., Hoza, B., Pelham, W.E. et al.:The development and validation of the Children's Hope Scale. *J Pediatr Psychol* 22: 399-421, 1997.

3 — OU-Pontiac Initiative accompanies high school students to Harvard's Alumni of Color Conference. Oakland University Connect, 19 April 2023.（https://oakland.edu/connect/highlights/2023/ou-pontiac-initiative-accompanies-high-school-students-to-harvards-alumni-of-color-conference）

4 — Pontiac students meet President Bacow. Harvard University, 7 March 2023.（https://www.harvard.edu/president/news-and-statements-by-president-bacow/2023/pontiac-students-meet-president-bacow/）

5 — Anda, R.F., Porter, L.E., Brown, D.W.: Inside the Adverse Childhood Experience score: Strengths, limitations, and misapplications. *Am J Prev Med* 59: 293-295, 2020.

6 — 杉山登志郎「逆境に強い子—レジリエンスをめぐって」『そだちの科学』39:35-49, 2022年

statement. In: The current state of scientific knowledge on pre-kindergarten effects. Consensus statement from the pre-kindergarten task force.pp.19-30, Brookings, 2017.(https://www.brookings.edu/wp-content/uploads/2017/04/duke_prekstudy_final_4-4-17_hires.pdf)

22—Stevens, K.B., English, E.: Does pre-k work? The research on ten early childhood programs: And what it tells us. American Enterprise Institute, April 2016.(http://www.aei.org/wp-content/uploads/2016/04/Does-Pre-K-Work.pdf)

23—Gormley Jr, W.T., Amadon, S., Magnuson, K. et al.: Universal pre-k and college enrollment: Is there a link? *AERA Open* 9: 1-17, 2023.(https://doi.org/10.1177/23328584221147893)

24—Gormley Jr, W.T., Phillips, D.: The effects of universal pre-k in Oklahoma: Research highlights and policy implications. *Policy Stud J* 33: 65-82, 2005.

25—Gormley Jr., W.T., Phillips, D., Anderson, S.: The effects of Tulsa's pre-k program on middle school student performance. *J Policy Anal Manage* 37: 63-87, 2018.

26—Gray-Lobe, G., Pathak, P.A., Walters, C.R.: The long-term effects of universal preschool in Boston. NBER Working Paper Series, Working Paper 28756, May 2021.(http://www.nber.org/papers/w28756)

27—Weiland, C., Yoshikawa, H.: Impacts of a prekindergarten program on children's mathematics, language, literacy, executive function, and emotional skills. *Child Dev* 84: 2112-2130, 2013.

28—Reynolds, A.J., Ou, S.-R.: Paths of effects from preschool to adult well-being: A confirmatory analysis of the child-parent center program. *Child Dev* 82: 555-582, 2011.

29—Hustedt, J.T., Jung, K., Friedman-Krauss, A.H. et al.: Impacts of the New Mexico preK initiative by children's race/ethnicity. *Early Child Res Q* 54: 194-203, 2021.

30—Dodge, K.A., Bai, Y., Ladd, H.F. et al.: Impact of North Carolina's early childhood programs and policies on educational outcomes in elementary school. *Child Dev* 88: 996-1014, 2017.

31—Ladd, H.F., Muschkin, C.G., Dodge, K.A.: From birth to school: Early childhood initiatives and third-grade outcomes in North Carolina. *J Policy Anal Manage* 33: 162-187, 2014.

32—Bartik, T.J., Gormley, W.T., Adelstein, S.: Earnings benefits of Tulsa's pre-k program for different income groups. *Econ Educ Rev* 31: 1143-1161, 2012.

33—Schweinhart, L.J., Xiang, Z., Daniel-Echols, M. et al.: Michigan great start readiness program evaluation 2012: High school graduation and grade retention findings. Prepared for the Michigan Department of Education, March 2012.

34—Preschool curriculum. HighScope.(https://highscope.org/our-practice/preschool-curriculum/)

7 —— Weikart, D.P., Rogers, L., Adcock, C. et al.: *The cognitively oriented curriculum: A framework for preschool teachers. final report.* volume 1 of 2 volumes, ED044535, August 1970.(https://files.eric.ed.gov/fulltext/ED044535.pdf)

8 —— Derman-Sparks, L., Moore, E.K.: Two teachers look back: The Ypsilanti Perry preschool, Part I. *Young Children* 71, September 2016.(https://www.naeyc.org/resources/pubs/yc/sep2016/ypsilanti-perry-part-1)

9 —— Bierman, K.L., Welsh, J.A., Heinrichs, B.S. et al.: Helping head start parents promote their children's kindergarten adjustment: The research-based developmentally informed parent program. *Child Dev* 86: 1877-1891, 2015.

10 —— Brotman, L.M., Dawson-McClure, S., Kamboukos, D. et al.: Effects of ParentCorps in prekindergarten on child mental health and academic performance: Follow-up of a randomized clinical trial through 8 years of age. *JAMA Pediatr* 170: 1149-1155, 2016.

11 —— Webster-Stratton, C., Reid, M.J., Hammond, M.: Preventing conduct problems, promoting social competence: A parent and teacher training partnership in head start. *J Clin Child Psychol* 30: 283-302, 2001.

12 —— Petitclerc, A., Brooks-Gunn, J.: Home visiting and early childhood education for reducing justice system involvement. *Prev Sci* 23: 982-995, 2022.

13 —— Reynolds, A.J., Ou, S., Temple, J.A.: A multicomponent, preschool to third grade preventive intervention and educational attainment at 35 years of age. *JAMA Pediatrics* 172: 247-256, 2018.

14 —— Bailey, D., Duncan, G.J., Odgers, C.L. et al.: Persistence and fadeout in the impacts of child and adolescent interventions. *J Res Educ Eff* 10: 7-39, 2017.

15 —— Wakabayashi, T., Claxton, J., Grace-Melton, E. et al.: What happened during home visits?: A closer look at the family engagement component of HighScope's Perry Preschool Project.(in preparation)

16 —— Dickinson, D.K.: Teachers' language practices and academic outcomes of preschool children. *Science* 333: 964-967, 2011.

17 —— Snow, C.E., Burns, M.S., Griffin, P.(eds.): *Preventing reading difficulties in young children*. National Academy Press, 1998.

18 —— Storch, S.A., Whitehurst, G.J.: Oral language and code-related precursors to reading: Evidence from a longitudinal structural model. *Dev Psychol* 38: 934-947, 2022.

19 —— Murnane, R., Sawhill, I., Snow, C.: Literacy challenges for the twenty-first century: Introducing the issue. *Future Child* 22: 3-15, 2012.

20 —— Lipsey, M.W., Farran, D.C., Hofer, K.G.: Effects of a state prekindergarten program on children's achievement and behavior through third grade. Working Paper. Peabody Research Institute, January 2016.

21 —— Phillips, D.A., Lipsey, M.W., Dodge, K.A. et al.: Puzzling it out: The current state of scientific knowledge on pre-kindergarten effects. A consensus

for Childhood Education International, 1972.（http://files.eric.ed.gov/fulltext/ED094892.pdf）
9 ── NAEYC early learning program accreditation: Standards and assessment items. National Association for the Education of Young Children, 2022.（https://www.naeyc.org/sites/default/files/globally-shared/downloads/PDFs/accreditation/early-learning/2022elpstandardsandassessmentitems-compressed.pdf）
10 ── Masten A.S.: Resilience in developing systems: progress and promise as the fourth wave rises. *Dev Psychopathol* 19: 921-930, 2007.
11 ── Traub, F., Boynton-Jarrett, R.: Modifiable resilience factors to childhood adversity for clinical pediatric practice. *Pediatrics* 139: e20162569, 2017.（doi: 10.1542/peds.2016-2569）
12 ── Murray, D.W., Rosanbalm, K., Christopoulos, C. et al.: Self-regulation and toxic stress report 1: Foundations for understanding self-regulation from an applied developmental perspective. OPRE Report #2015-21. Office of Planning, Research and Evaluation, Administration for Children and Families, U.S. Department of Health and Human Services, January 2015.（https://www.acf.hhs.gov/sites/default/files/documents/report_1_foundations_paper_final_012715_submitted_508_0.pdf）
13 ── Gillespie, L.: It takes two: The role of co-regulation in building self-regulation skills. *Young Children* 70, July 2015.（https://www.naeyc.org/system/files/RR-0715.pdf）
14 ── Moll, L.C., Amanti, C., Neff, D. et al.: Funds of knowledge for teaching: Using a qualitative approach to connect homes and classrooms. *Theory Pract* 31: 132-141, 1992.

第4章

1 ── Schweinhart, L.: The return on investment in high-quality preschool. YouTube, 23 October 2012.（https://youtu.be/FB3_zMwHods）
2 ── Schweinhart, L.J.: Long-term follow-up of a preschool experiment. *J Exp Criminol* 9: 389-409, 2013.
3 ── Heckman, J.J., Karapakula, G.: The Perry preschoolers at late midlife: A study in design-specific inference. NBER Working Paper Series, 25888, 2019.
4 ── Heckman, J.J., Karapakula, G.: Intergenerational and intragenerational externalities of the Perry preschool project. NBER Working Paper Series, 25889, 2019.
5 ── García, J.L., Bennhoff, F.H., Leaf, D.E. et al.: The dynastic benefits of early childhood education. Human Capital and Economic Opportunity Global Working Group, Working Paper 2021-033, 30 June 2021.
6 ── Weikart, D.P., Kamii, C.K., Radin, N.L. et al.: Perry preschool project progress report.Ypsilanti Public Schools, 1964（unpublished report submitted to the United States department of health, education, and welfare）

Pediatr Health Care 30: 121-132, 2016.

40 — Szilagyi, M., Kerker, B.D., Storfer-Isser, A. et al.: Factors associated with whether pediatricians inquire about parents' adverse childhood experiences. *Acad Pediatr* 16: 668-675, 2016.

41 — Streeck-Fischer, A., van der Kolk, B.A.: Down will come baby, cradle and all: Diagnostic and therapeutic implications of chronic trauma on child development. *Aust N Z J Psychiatry* 34: 903-918, 2000.

42 — Ippen, C.G., Harris, W.W., van Horn, P. et al.: Traumatic and stressful events in early childhood: Can treatment help those at highest risk? *Child Abuse Negl* 35: 504-513, 2011.

43 — Dorsey, S., Briggs, E.C., Woods, B.A.: Cognitive-behavioral treatment for posttraumatic stress disorder in children and adolescents. *Child Adolesc Psychiatr Clin N Am* 20: 255-269, 2011.

44 — Dorsey, S., Conover, K.L., Cox, J.R.: Improving foster parent engagement: Using qualitative methods to guide tailoring of evidence-based engagement strategies. *J Clin Child Adolesc Psychol* 43: 877-889, 2014.

第3章

1 — Yoshikawa, H., Weiland, C., Brooks-Gunn, J. et al.: Investing in our future: The evidence base on preschool education. Society for Research in Child Development, October 2013.（https://www.fcd-us.org/assets/2016/04/Evidence-Base-on-Preschool-Education-FINAL.pdf）

2 — Zolkoski, S.M., Bullock, L.M.: Resilience in children and youth: A review. *Child Youth Serv Rev* 34: 2295-2303, 2012.

3 — OUPIECE: Pontiac strong. YouTube, 28 September 2020.（https://youtu.be/IJfOJh6rHBM?si=Zq_3oiyq7Ls7eehs）

4 — School buses in Pontiac, Mich., are destroyed by fire bombs. The New York Times, 31 August 1971.（https://www.nytimes.com/1971/08/31/archives/school-buses-in-pontiac-mich-are-destroyed-by-fire-bombs.html）

5 — Abowd, P.: Michigan's hostile takeover. Mother Jones, 15 February 2012.（https://www.motherjones.com/politics/2012/02/michigan-emergency-manager-pontiac-detroit/）

6 — Defining and recognizing high-quality early learning programs: NAEYC's 10 accreditation standards. *Teaching Young Children* 13, 2019.（https://www.naeyc.org/defining-recognizing-high-quality-early-learning-programs）

7 — Liebovich, B.: NAEYC's first president: Patty Smith Hill. *Young Children* 75, March 2020.（https://www.naeyc.org/resources/pubs/yc/mar2020/naeycs-first-president-patty-smith-hill）

8 — Snyder, A.: Dauntless women in childhood education, 1856-1931. Association

24—Jollett, M.: *Hollywood park: A memoir*. Celadon Books, 2020.

25—Kalisch, R., Müller, M.B., Tüscher, O.: A conceptual framework for the neurobiological study of resilience. *Behav Brain Sci* 38: e92, 2015.(doi: 10.1017/S0140525X1400082X)

26—Blair, C., Granger, D.A., Willoughby, M. et al.: Salivary cortisol mediates effects of poverty and parenting on executive functions in early childhood. *Child Dev* 82: 1970-1984, 2011.

27—Savage-McGlynn, E., Redshaw, M., Heron, J. et al.: Mechanisms of resilience in children of mothers who self-report with depressive symptoms in the first postnatal year. *PLoS One* 10: e0142898, 2015.(doi: 10.1371/journal.pone.0142898)

28—Diamond, A., Lee, K.: Interventions shown to aid executive function development in children 4 to 12 years old. *Science* 333: 959-964, 2011.

29—Camilleri, V.A.: *Healing the inner city child creative arts therapies with at-risk youth*. Jessica Kingsley Publishers, 2007.

30—Trauma and creativity: A fireside chat. Harvard Mind Brain Behavior, 3 April 2023.(https://mbb. harvard.edu/event/Jollett)

31—Collishaw, S., Pickles, A., Messer, J. et al.: Resilience to adult psychopathology following childhood maltreatment: Evidence from a community sample. *Child Abuse Negl* 31: 211-229, 2007.

32—Protective Factors Surveys. Friends NRC.(https://friendsnrc.org/evaluation/protective-factors-survey/)

33—Center for the Study of Social Policy: About strengthening families and the protective factors framework.(https://cssp.org/wp-content/uploads/2018/11/About-Strengthening-Families.pdf)

34—Centers for Disease Control and Prevention: Essentials for childhood: Creating safe, stable, nurturing relationships and environments for all children.(https://www.cdc.gov/violenceprevention/pdf/essentials-for-childhood-framework508.pdf)

35—Schofield, T.J., Lee, R.D., Merrick, M.T.: Safe, stable, nurturing relationships as a moderator of intergenerational continuity of child maltreatment: A meta-analysis. *J Adolesc Health* 53: S32-S38, 2013.

36—Burke-Harris, N.: *The deepest well: Healing the long-term effects of childhood trauma and adversity*. Mariner Books, 2021.

37—Nurius, P.S., Green, S., Logan-Greene, P. et al.: Life course pathways of adverse childhood experiences toward adult psychological well-being: A stress process analysis. *Child Abuse Negl* 45: 143-153, 2015.

38—Evans, G.W., Gonnella, C., Marcynyszyn, L.A. et al.: The role of chaos in poverty and children's socioemotional adjustment. *Psychol Sci* 16: 560-565, 2005.

39—Davis, D.W., Myers, J., Logsdon, M.C. et al.: The relationship among caregiver depressive symptoms, parenting behavior, and family-centered care. *J*

8 ── 中屋敷均「“遺伝”するRNA―孫世代まで引き継がれた『オランダ飢餓』の記憶」講談社ブルーバックス, 2022年6月14日(https://gendai.media/articles/-/95790)
9 ── September 11 attacks. History.com, 17 February 2010.(https://www.history.com/topics/21st-century/9-11-attacks)
10 ── Yehuda, R.: How parents' trauma leaves biological traces in children: Adverse experiences can change future generations through epigenetic pathways. Scientific American, 1 July 2022.(https://www.scientificamerican.com/article/how-parents-rsquo-trauma-leaves-biological-traces-in-children/)
11 ── Dias, B.G., Ressler, K.J.: Parental olfactory experience influences behavior and neural structure in subsequent generations. *Nat Neurosci* 17: 89-96, 2014.
12 ── Felitti, V.J., Anda, R.F., Nordenberg, D. et al.: Relationship of childhood abuse and household dysfunction to many of the leading causes of death in adults: The adverse childhood experiences(ACE)study. *Am J Prev Med* 14: 245-258, 1998.
13 ── Felitti, V.J.: Origins of the ACE study. *Am J Prev Med* 56: 787-789, 2019.
14 ── Anda, R., Tietjen, G., Schulman, E. et al.: Adverse childhood experiences and frequent headaches in adults. *Headache* 50: 1473-1481, 2010.
15 ── Anda, R.F., Brown, D.W., Felitti, V.J. et al.: Adverse childhood experiences and prescribed psychotropic medications in adults. *Am J Prev Med* 32: 389-394, 2007.
16 ── Brown, D.W., Anda, R.F., Tiemeier, H. et al.: Adverse childhood experiences and the risk of premature mortality. *Am J Prev Med* 37: 389-396, 2009.
17 ── Centers for Disease Control and Prevention: Leading causes of death and injury.(https://www.cdc.gov/injury/wisqars/LeadingCauses.html)
18 ── 厚生労働省自殺対策推進室・警察庁生活安全局生活安全企画課「令和4年中における自殺の状況」2023年3月14日(https://www.npa.go.jp/safetylife/seianki/jisatsu/R05/R4jisatsunojoukyou.pdf)
19 ── Dube, S.R., Anda, R.F., Felitti, V.J. et al.:Childhood abuse, household dysfunction, and the risk of attempted suicide throughout the life span :Findings from the adverse childhood experiences study. *JAMA* 286: 3089-3096, 2001.
20 ── Thompson, M.P., Kingree, J.B., Lamis, D.: Associations of adverse childhood experiences and suicidal behaviors in adulthood in a U.S. nationally representative sample. *Child Care Health Dev* 45: 121-128, 2019.
21 ── Sege, R.D., Harper Browne, C.: Responding to ACEs with HOPE: Health outcomes from positive experiences. *Acad Pediatr* 17: S79-S85, 2017.
22 ── Masten, A.S.: Resilience in developing systems: Progress and promise as the fourth wave rises. *Dev Psychopathol* 19: 921-930, 2007.
23 ── Traub, F., Boynton-Jarrett, R.: Modifiable resilience factors to childhood adversity for clinical pediatric practice. *Pediatrics* 139: e20162569, 2017.(doi: 10.1542/peds.2016-2569)

childhood trauma and adversity. Mariner Books, 2021.
53—Gruendel, J., Aber, J.L.: Bridging the gap between research and child policy change: The role of strategic communications in policy advocacy. In: Aber, J.L., Bishop-Josef, S.J., Jones, S.M. et al.(eds.): *Child development and social policy: Knowledge for action.* American Psychological Association, 2007.
54—Edward Zigler, PhD profile. Yale School of Medicine.(https://medicine.yale.edu/profile/edward-zigler/)
55—和久田学「学校ACE(学校における小児期逆境体験)の問題」『そだちの科学』39：65-70, 2022年
56—Santrock, J.W.: *A topical approach to life-span development.* McGraw-Hill Education, 2011.
57—Bronfenbrenner, U.: Ecology of the family as a context for human development: Research perspectives. *Dev Psychol* 22: 723-742, 1986.
58—Bronfenbrenner, U.: *The ecology of human development: Experiments by nature and design.* Harvard University Press, 1979.
59—Ceci, S.J.: Urie Bronfenbrenner(1917-2005). *Am Psychol* 61: 173-174, 2006.
60—Miyake, K., Chen, S.J., Campos, J.J.: Infant temperament, mother's mode of interaction, and attachment in Japan: An interim report. *Monogr Soc Res Child Dev* 50: 276-297, 1985.
61—Vicarious traumatization(VT). APA dictionary of psychology. American Psychological Association, 19 April 2018.(https://dictionary.apa.org/vicarious-traumatization)
62—杉山登志郎「逆境に強い子—レジリエンスをめぐって」『そだちの科学』39:35-49, 2022年

第2章

1—ACE Interface website(https://www.aceinterface.com/index.html)
2—Center on the Developing Child: Brain Architecture.(https://developingchild.harvard.edu/science/key-concepts/brain-architecture/)
3—National Center on Safe Supportive Learning Environments: Understanding trauma and its impact e-resource for educators.(https://trauma.airprojects.org/)
4—Siegel, D.J.: *Mindsight: The new science of personal transformation.* Bantam Books, 2010.
5—Center on the Developing Child: Toxic stress.(https://developingchild.harvard.edu/science/key-concepts/toxic-stress/)
6—Franke, H.A.: Toxic stress: Effects, prevention and treatment. *Children* (Basel) 1: 390-402, 2014.
7—Painter, R.C., Roseboom, T.J., Bleker, O.P.: Prenatal exposure to the Dutch famine and disease in later life: An overview. *Reprod toxicol* 20: 345-352, 2005.

st-juliana-speak-at-oxford-shooters-sentencing/)
37── Committee On Oversight and Accountability: Full committee hearing on identifying, preventing, and treating childhood trauma. 11 July 2019. (https://oversight.house.gov/hearing/full-committee-hearing-on-identifying-preventing-and-treating-childhood-trauma/)
38── Fattal, I.: My life since the 1999 Columbine shooting: Heather Martin's story. The Atlantic, 24 March 2018. (https://www.theatlantic.com/family/archive/2018/03/heather-martin/556376/)
39── Longnecker, E.: Columbine survivor recalls the day that changed her life forever. WTHR, 31 May 2022. (https://www.wthr.com/article/news/local/columbine-survivor-speaks-about-the-day-that-changed-her-life-forever-uvalde-crime-texas/531-cc13b358-fbaa-4bf0-b809-fedacaedecd4)
40── Family separation: A timeline. Southern Poverty Law Center, 23 March 2022. (https://www.splcenter.org/news/2022/03/23/family-separation-timeline)
41── 「特別リポート─日本の法律が迫る家族分断 仮放免者らに重い選択」ロイター, 2016年11月22日(https://jp.reuters.com/article/japan-immigration-thai-idJPKBN13H1D8)
42── Japan allows Thai teen to stay. Bangkok Post, 16 December 2017. (https://www.bangkokpost.com/thailand/general/1380011/japan-allows-thai-teen-to-stay)
43── 「ウォン・ウティナンさんの経過報告」げんきキッズクリニック院長コラム(https://www.genkikids-clinic.com/column_category/ウォン・ウティナンさん/)
44── Ichikawa, M.: Parental detention and psychosocial wellbeing of migrant children in Japan. *Glob Health Med* 3: 171-174, 2021.
45── 「安倍元首相銃撃事件1年 様変わりする現場 そして被告の供述は」NHK NEWS WEB, 2023年7月7日(https://www3.nhk.or.jp/news/html/20230707/k10014121261000.html)
46── こども家庭庁支援局虐待防止対策課「宗教の信仰等に関係する児童虐待等への対応に関するQ&A概要版」2023年(https://www.cfa.go.jp/assets/contents/node/basic_page/field_ref_resources/a176de99-390e-4065-a7fb-fe569ab2450c/d8b28085/20230401_policies_jidougyakutai_01.pdf)
47── 「『宗教虐待』4類型例示 厚労省が指針、児相に対応促す」日本経済新聞電子版, 2022年12月27日(https://www.nikkei.com/article/DGXZQOUE2737U0X21C22A2000000/)
48── Jollett, M.: *Hollywood park: A memoir*. Celadon Books, 2020.
49── Johnson, D., Van Vonderen, J.: *The subtle power of spiritual abuse*. Bethany House Publishers, 2005.
50── Anda, R.F., Butchart, A., Felitti, V.J. et al.: Building a framework for global surveillance of the public health implications of adverse childhood experiences. *Am J Prev Med* 39: 93-98, 2010.
51── Finkelhor, D., Shattuck, A., Turner, H. et al.: A revised inventory of adverse childhood experiences. *Child Abuse Negl* 48: 13-21, 2015.
52── Burke-Harris, N.: *The deepest well: Healing the long-term effects of*

December 2023.(https://www.reuters.com/world/us/michigan-school-shooter-faces-life-prison-victims-grieving-parents-testify-2023-12-08/)

26—Levenson, E.: What the conviction of the Michigan school shooter's mother means for the father's upcoming trial. CNN, 10 February 2024.(https://www.cnn.com/2024/02/10/us/jennifer-crumbley-guilty-james-crumbley-trial/index.html)

27—Blad, E., Baker, L., Kim, H.-Y. et al.: School shootings in 2022: 4 key takeaways. EducationWeek, 31 December 2022.(https://www.edweek.org/leadership/school-shootings-in-2022-4-key-takeaways/2022/12)

28—Bosman, J., Lada, S., Tully, T. et al.: Elementary school. High school. Now college. Michigan State students are no strangers to mass shootings. New York Times, 14 February 2023.(https://www.nytimes.com/2023/02/14/us/michigan-state-shooting-students-gun-violence.html)

29—Seattle family who knew Michigan school shooter says he was exposed to violence at young age. KIRO Newsradio, 6 December 2021.(https://mynorthwest.com/3269411/seattle-family-knew-michigan-school-shooter/)

30—Kaufman, G., MacDonald, C., Anderson, E. et al.: James and Jennifer Crumbley join son in custody after late-night capture in Detroit. Detroit Free Press, 5 December 2021.(https://www.freep.com/story/news/local/michigan/2021/12/05/james-and-jennifer-crumbley-ethan-oxford-high-shooting/8867284002/)

31—Sarnoff, M.: Michigan school shooter tortured animals, kept 'baby bird's head in a jar' while parents focused on 'extramarital affairs': Prosecutors. Law & Crime, 24 December 2021.(https://lawandcrime.com/high-profile/michigan-school-shooter-tortured-animals-kept-baby-birds-head-in-a-jar-while-parents-focused-on-extramarital-affairs-prosecutors/)

32—Gramlich, J.: What the data says about gun deaths in the U.S. Pew Research Center, 26 April 2023.(https://www.pewresearch.org/short-reads/2023/04/26/what-the-data-says-about-gun-deaths-in-the-u-s/)

33—警察庁刑事局組織犯罪対策部組織犯罪対策第二課薬物銃器対策室「日本の銃器情勢(令和4年版)—銃器犯罪のない社会を!!」2023年(https://www.npa.go.jp/bureau/sosikihanzai/yakubutujyuki/jyuki/jousei/juukizyousei.pdf)

34—厚生労働省自殺対策推進室・警察庁生活安全局生活安全企画課「令和4年中における自殺の状況」2023年3月14日(https://www.npa.go.jp/safetylife/seianki/jisatsu/R05/R4jisatsunojoukyou.pdf)

35—Curtin, S.C., Garnett, M.F., Ahmad, F.B.: Provisional numbers and rates of suicide by month and demographic characteristics: United States, 2021. NVSS vital statistics rapid release, No.24, 2022.(https://www.cdc.gov/nchs/data/vsrr/vsrr024.pdf)

36—'There can be no forgiveness': Family of Hana St. Juliana speak at Oxford shooter's sentencing. ClickOnDetroit, 8 December 2023.(https://www.clickondetroit.com/news/local/2023/12/08/there-can-be-no-forgiveness-family-of-hana-

nctsn.org/trauma-types)
10 — Centers for Disease Control and Prevention: Adverse Childhood Experiences (ACEs). (https://www.cdc.gov/violenceprevention/aces/)
11 — 内閣府非常災害対策本部「令和6年能登半島地震に係る被害状況等について(令和6年2月8日)」2024年(https://www.bousai.go.jp/updates/r60101notojishin/r60101notojishin/pdf/r60101notojishin_29.pdf)
12 — ふくしま復興情報ポータルサイト「避難者数の推移」2023年(https://www.pref.fukushima.lg.jp/site/portal/hinansya.html)
13 — Japan: Support for those displaced by Fukushima nuclear disaster must be unconditional, says UN expert. United Nations, 10 October 2022.(https://www.ohchr.org/en/press-releases/2022/10/japan-support-those-displaced-fukushima-nuclear-disaster-must-be)
14 — 「『やさしさを大切にして生きていこう』…避難少女の書いた『自分史』」東京新聞 TOKYO Web, 2022年3月15日 (https://www.tokyo-np.co.jp/article/165506)
15 — 「いじめ、自殺未遂…福島の少女の11年 避難前は明るかった『いいよ。友だちが増えるだけじゃん』」東京新聞 TOKYO Web, 2022年3月11日(https://www.tokyo-np.co.jp/article/164844)
16 — 「戦後75年 元戦争孤児、社会へ恩返し『火垂るの墓』自身重ね 神戸の内藤さん、地元小などで語り部活動/兵庫」『毎日新聞』(地方版), 2020年9月8日(https://mainichi.jp/articles/20200908/ddl/k28/040/212000c)
17 — 逸見勝亮「第二次世界大戦後の日本における浮浪児・戦争孤児の歴史」『日本の教育史学』37: 99-115, 1994年
18 — 厚生省児童局企画課「全国孤児一斉調査結果」1948年(http://www16.plala.or.jp/senso-koji/kousei2.html)
19 — NHKスペシャル「"駅の子"の闘い―語り始めた戦争孤児」2018年8月12日放送
20 — 社会福祉法人エリザベス・サンダース・ホームウェブサイト(https://www.elizabeth-sh.jp/)
21 — Tani, Y., Fujiwara, T., Kondo, K.: Association between adverse childhood experiences and dementia in older Japanese adults. *JAMA Netw Open* 3: e1920740, 2020.
22 — Amemiya, A., Fujiwara, T., Murayama, H. et al.: Adverse childhood experiences and higher-level functional limitations among older Japanese people: Results from the JAGES study. *J Gerontol A Biol Sci Med Sci* 73: 261-266, 2018.
23 — Fujiwara, T., Kawakami, N., World Mental Health Japan Survey Group: Association of childhood adversities with the first onset of mental disorders in Japan: Results from the World Mental Health Japan, 2002-2004. *J Psychiatr Res* 45: 481-487, 2011.
24 — Horesh, D., Brown, A.D.: Traumatic stress in the age of COVID-19: A call to close critical gaps and adapt to new realities. *Psychol Trauma* 12: 331-335, 2020.
25 — Michigan teen gets life in prison for 2021 school shooting. Reuters, 9

引用文献

はじめに

1 ── Democrats: Ban guns, allow signs in Michigan Capitol. Detroit News, 13 April 2016.（https://www.detroitnews.com/story/news/politics/2016/04/13/dems-ban-open-carry-guns-allow-signs-capitol/82988186/）

2 ── Michigan Capitol Commission bans guns, but exempts lawmakers from rule. Bridge Michigan, 16 August 2023.（https://www.bridgemi.com/michigan-government/michigan-capitol-commission-bans-guns-exempts-lawmakers-rule）

3 ── Coronavirus: Armed protesters enter Michigan statehouse. BBC News, 1 May 2020.（https://www.bbc.com/news/world-us-canada-52496514）

4 ── Dyregrov, A., Salloum, A., Kristensen, P. et al.: Grief and traumatic grief in children in the context of mass trauma.*Curr Psychiatry Rep* 17: 48, 2015.

5 ── ACE Interface website（https://www.aceinterface.com/index.html）

第1章

1 ── Felitti, V.J., Anda, R.F., Nordenberg, D. et al.: Relationship of childhood abuse and household dysfunction to many of the leading causes of death in adults: The Adverse Childhood Experiences（ACE）study. *Am J Prev Med* 14: 245-258, 1998.

2 ── こども家庭庁「こども虐待による死亡事例等の検証結果等について（第19次報告）」2023年（https://www.cfa.go.jp/councils/shingikai/gyakutai_boushi/hogojirei/19-houkoku/）

3 ── 厚生労働省「子ども虐待による死亡事例等の検証について」（https://warp.da.ndl.go.jp/info:ndljp/pid/12862028/www.mhlw.go.jp/stf/seisakunitsuite/bunya/0000198645.html）

4 ── こども家庭庁「児童虐待防止対策」（https://www.cfa.go.jp/policies/jidougyakutai/）

5 ── 日本小児科学会「子ども虐待診療の手引き（第2版）」2014年（https://www.jpeds.or.jp/uploads/files/abuse_all.pdf）

6 ── Dube, S.R., Anda, R.F., Felitti, V.J. et al.: Adverse childhood experiences and personal alcohol abuse as an adult. *Addict Behav* 27: 713-725, 2002.

7 ── Whitfield, C.L., Anda, R.F., Dube, S.R. et al.: Violent childhood experiences and the risk of intimate partner violence in adults: Assessment in a large health maintenance organization. *J Interpers Violence* 18: 166-185, 2003.

8 ── Merrick, M.T., Ford, D.C., Ports, K.A. et al.: Prevalence of adverse childhood experiences from the 2011-2014 behavioral risk factor surveillance system in 23 states. *JAMA Pediatr* 172: 1038-1044, 2018.

9 ── The National Child Traumatic Stress Network: Trauma types.（http://www.

若林巴子《わかばやしともこ》

ミシガン州立オークランド大学人間発達・幼児教育学部准教授、幼児教育博士課程プログラム・コーディネーター(Ph.D. in Early Childhood Program Coordinator)。上智大学外国語学部卒業後、米タフツ大学で児童学(Child Study)修士号、ハーバード大学教育大学院で人間発達と心理学(Human Development and Psychology)博士号取得。スタンフォード大学乳幼児研究センターコーディネイター、NPO法人Parents as Teachers研究次長、ペリー就学前プロジェクトで知られるハイスコープ教育研究財団研究所長などを経て現職。ミシガン州Great Start Readiness Program(学業不振に陥る可能性のある4歳児のための幼児教育)など、最貧困地域に住む家族や子どもたちに質の高い幼児教育を取り入れることを目的とした数々のプロジェクトに参画している。

子《こ》どもの「逆境《ぎゃっきょう》」を救《すく》え

ACE《エース》（小児期逆境体験《しょうにきぎゃっきょうたいけん》）を乗《の》り越《こ》える科学《かがく》とケア

2024年3月25日　第1版第1刷発行

著者　若林巴子 わかばやし・ともこ

発行所　株式会社 日本評論社

〒170-8474 東京都豊島区南大塚3-12-4

電話：03-3987-8621［販売］

03-3987-8598［編集］

印刷所　港北メディアサービス

製本所　難波製本

カバー＋本文デザイン　粕谷浩義（StruColor）

ISBN978-4-535-56426-8